乡村振兴农民百事通系列　主编：何丞

农民卫生保健百事通

吴兆红　郑　兴　编著

SPM 南方传媒 | 广东人民出版社
·广州·

图书在版编目（CIP）数据

农民卫生保健百事通 / 吴兆红，郑兴编著. —广州：广东人民出版社，2023.7
（乡村振兴农民百事通系列）
ISBN 978-7-218-16482-3

Ⅰ.①农… Ⅱ.①吴… ②郑… Ⅲ.①农民—卫生保健—研究—中国 Ⅳ.①R127

中国国家版本馆 CIP 数据核字（2023）第 038592 号

NONGMIN WEISHENG BAOJIAN BAISHITONG
农民卫生保健百事通

吴兆红 郑 兴 编著

出 版 人：肖风华

责任编辑：卢雪华 李宜励
装帧设计：
插 画：广州六宇文化传播有限公司 Guangzhou Liuyu Culture Communication Co., Ltd. 谭志坚
责任技编：吴彦斌 周星奎

出版发行：广东人民出版社
地 址：广州市越秀区大沙头四马路 10 号（邮政编码：510199）
电 话：（020）85716809（总编室）
传 真：（020）83289585
网 址：http://www.gdpph.com
印 刷：广东鹏腾宇文化创新有限公司
开 本：787mm × 1092mm 1/32
印 张：7.625 **字 数**：189 千
版 次：2023 年 7 月第 1 版
印 次：2023 年 7 月第 1 次印刷
定 价：35.00 元

如发现印装质量问题，影响阅读，请与出版社（020-85716849）联系调换。
售书热线：020-87716172

编 委 会

主　　编　吴兆红　郑　兴

编写人员　罗开元　林钰琪　张广瀚　李行文

王一力　王文敏　谢玲珊　陈淑颖

刘子淇　李雨晗　洪　丽

总 序

没有农业农村现代化，就没有整个国家现代化。党的二十大报告指出："全面建设社会主义现代化国家，最艰巨最繁重的任务仍然在农村。"报告重申"坚持农业农村优先发展"，并首次明确提出"加快建设农业强国"。

那么如何加快建设农业强国，如何扎实推动乡村产业、人才、文化、生态、组织振兴呢?

2019年，我们组织编写了《新时代乡村振兴百问百答丛书》。3年来，丛书取得较好的社会效益与经济效益，经常有读者通过各种方式表示从这套书中获益。这让我们很受鼓舞。

时代在前进，我们实现了小康这个中华民族的千年梦想，打赢了人类历史上规模最大的脱贫攻坚战。当前，农民群众关心的急难愁盼问题也发生了变化。

据此，我们重新策划选题，按照“农民百事通”的角度重新编写了一套丛书，共有9本。争取贴近农民群众，贴近农村现实，做农民群众的贴心人。

实施乡村振兴战略，组织是保障。组织振兴是乡村振兴的“第一工程”，是新时代党领导农业农村工作的重大任务。为此，我们编写了《乡村党务工作百事通》。

乡村振兴的质量和成色，要靠“绿水青山”打底色。从生产到生活，离开了绿色，乡村就失去了本色。为此，我们编写了《乡村环境保护百事通》。

健全基本公共服务体系，提高农村公共服务水平，是扎实推进共同富裕的重要领域。为此，我们编写了《乡村公共服务百事通》。

产业兴旺是乡村振兴的重要基础，而就业是最基本的民生，外出务工仍然是农民增收的最主要渠道。为此，我们编写了《农民务工兴业百事通》。

党的二十大报告提出“坚持多劳多得，鼓励勤劳致富”“鼓励共同奋斗创造美好生活，不断实现人民对美好生活的向往”。生活富裕是广大农民群众的热切向往。为此，我们编写了《农民增收致富百事通》。

乡村振兴，法治要先行。畅通农民权益保障通道，有助于健全城乡社区治理体系。为此，我们编写了《农民权益保障百事通》。

人民健康是民族昌盛和国家强盛的重要标志。乡村要振兴，农民健康须先行。为此，我们编写了《农民卫生保健百事通》。

提升农民群众的防灾减灾意识，减轻、避免自然灾害造成人员伤亡和财产损失，有助于巩固脱贫攻坚成果，全面推进乡村振兴。灾害会让农村片瓦不留，诈骗同样会让农民倾家荡产。为此，我们编写了《农民遇险自救百事通》和《农民预防诈骗百事通》。

我们对编撰者的要求，第一，既然是百事通，那就要设置好“事情”，一定要是农民关心的焦点、难点、热点、痛点、痒点问题。

第二，语言上接地气，通俗易懂，我们要求团队里的教授、专家们放下架子，露出农民本色，就如同面对面回答农民关心的教育、养老、生老病死等问题，用大白话说清楚、讲明白。

第三，不做论文，不做教科书，我们不讲大话，不讲套话，内容实实在在，简单直白地告诉农民朋友怎么办、怎么干、怎么解决问题。

第四，将国家相关的惠农政策也翻译成大白话，让农民朋友知道这项国家政策有什么实实在在的好处。

第五，要有生动鲜活的案例，还要是农民身边的故事，可模仿，可借鉴，或者是引以为戒。

当然，知易行难，是否能达到我们预想的效果，请广大读者朋友检验。另外，鉴于水平有限，差错难免，欢迎批评指正。

丛书主编 何丞

2022年12月

序

农村医疗环境及条件一直是中华人民共和国成立以来重点关注的问题之一。党的十八大以来，以习近平同志为核心的党中央作出推进健康中国建设的重大决策部署，要求把人民健康放在优先发展的战略地位，随后在党的十九大上提出实施乡村振兴战略，力求改变我国农村医疗卫生事业发展落后和不均的困境。尽管如此，在我国农村医疗卫生方面，许多地区仍存在“不好看病”“看不好病”的问题。要破除这一困境，我认为除了需要提高政府对医疗卫生事业的投入力度外，农村的医学科普宣传与教育亦是重中之重。民众有了基本的医学科普知识，树立健康的生活理念，关注自身健康，重视饮食习惯，建设良好的生活环境和改善生活方式，才能整体提高身体素质，减少重大疾病的发病率，从而也减轻医疗卫生负担。近年来，虽然我国整体公民医学素质水平有所提升，但是农村地区的医学科普和教育水平依然大幅度落后于城市，同时由于农村地区存在网络信息落后、医学科普传播方式传统、基础教育中的医学科普知识缺乏等情况，都导致了农村医学科普宣传与教育进展缓慢甚至停滞不前。

农村医疗环境有别于城镇，这也决定了农村和城镇的医学科普书籍有一定程度上的区别。农村医疗环境有其特殊，比如农民百姓普遍文化程度较低、农村留守儿童健康问题、农村特有职业病问题、农村常见病疾病谱不同等，并且由于农民的书籍消费水平相对城市居民而言较低，市面上专门面向农民的医学科普书籍少之又少，优秀的农村医疗科普书籍更是一书难求。由吴兆红医生和我的学生郑兴编写的《农民卫生保健百事通》一书，满足了优秀的农村医疗科普书籍的要求。书中的语句通俗易懂，内容丰富且有层次，配有的大量精美插图有助于农民朋友对医学知识的理解。该书共设有慢性病的诊疗和预防、妇女卫生与保健、儿童卫生与保健、职业病的诊疗和预防等八大章节，除了农村常见疾病和医疗知识外，还对农村医疗保健、基本医学常识和各种疾病的医保政策做了相应介绍，真正做到了为农所想、为农所作。对于农民和基层医生，在科普和医疗指导方面都能发挥作用，填补了农村医学科普优秀书籍方面的空白，是一本值得推广的好书。

我衷心希望这本书能成为农民眼中的医学参考书，成为我国农村医疗进步的垫脚石，随时为有需要的农民百姓解答种种疑惑，提供贴心的健康服务，为健康保驾护航，为中国农村医疗科普事业作出一份贡献。

黄达德

2022 年 12 月

（黄达德：二级主任医师，《广州医药》主编，广州市第一人民医院原院长，中央保健委员会会诊专家，享受国务院政府特殊津贴专家）

目　录

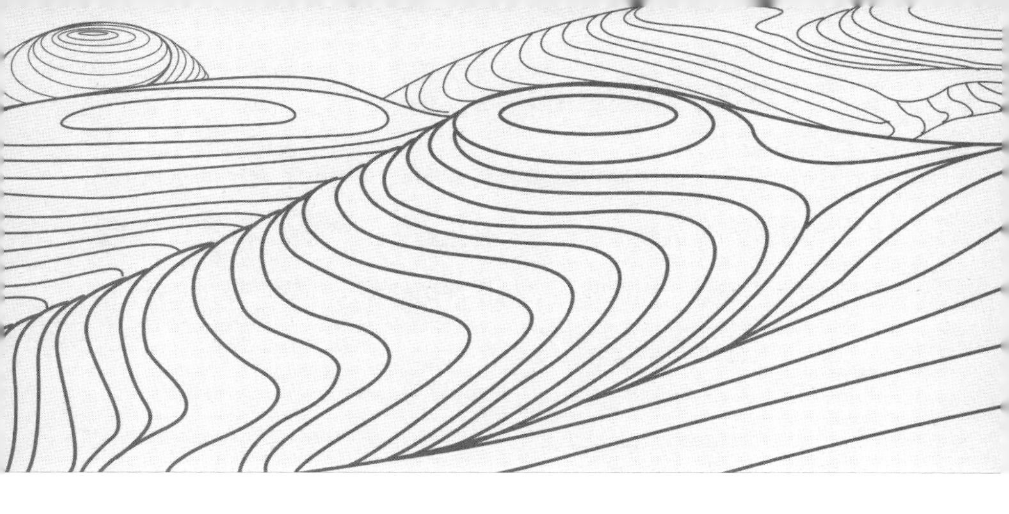

一　农民慢性病的诊疗和预防

1. 我国农村地区慢性病形势

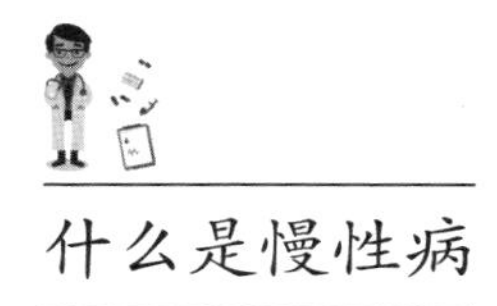

什么是慢性病

慢性病，指的是一类起病时没有症状、患病时间长、病情长期不痊愈、患病的原因复杂以及一些没有被确认的非传染性的疾病总称。例如高血压、冠心病、高脂血症、脑卒中、糖尿病、慢性支气管炎、癌症等。数据显示，目前我国的慢性病患者已超过3亿人，慢性病致死人数已占我国因病死亡人数的80%；同时，随着老龄化社会的到来，老年人患有慢性病的人群有逐渐增长的趋势，导致的疾病负担已占到总疾病负担的70%。

在我国，因为各种原因，农村地区慢性病发病率、死亡率比城市地区更高。而患慢性病需要长期服药也加重了农民的负担，同时以糖尿病为例的慢性病已呈年轻化趋势，严重影响到农民的生产生活和身体健康，因此我国农村慢性病的预防和管理势在必行。

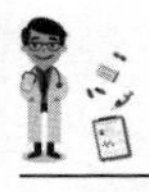

农民常见慢性病有哪些

在老龄化背景下，我国慢性病患者基数明显增加，且多病共存情况愈发普遍，严重威胁中老年人的生命安全与生活质量。农民常见的慢性病如下：

（1）循环系统疾病：高血压病、冠心病、慢性心力衰竭、慢性房颤、心肌病（原发性）、心脏瓣膜病、先天性心脏病等。

（2）呼吸系统疾病：慢性支气管炎、慢性阻塞性肺疾病、慢性肺源性心脏病、支气管哮喘、睡眠呼吸暂停低通气综合征、肺癌、间质性肺病等。

（3）消化系统疾病：慢性胃炎、慢性肝炎、慢性胰腺炎、肝硬化、食管癌、胃癌等。

（4）泌尿系统疾病：慢性肾功能衰竭、肾病综合征、慢性肾小球肾炎、慢性膀胱炎等。

（5）血液系统疾病：慢性贫血、慢性粒细胞白血病、慢性淋巴细胞白血病、慢性淋巴瘤等。

（6）内分泌系统和营养代谢性疾病：甲状腺功能减退、甲状腺功能亢进、原发性慢性肾上腺皮质功能减退症、糖尿病、痛风、骨质疏松等。

（7）风湿性疾病：系统性红斑狼疮、类风湿性关节炎、强直性脊柱炎、干燥综合征、血管炎、特发性炎症性肌病、系统性硬化病、骨性关节炎等。

（8）神经系统疾病：脑梗死、多发性硬化、重症肌无力、阿尔茨海默病、癫痫等。

（9）其他：精神分裂症、结核等。

2. 高血压

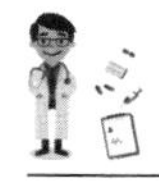

什么情况算是高血压

高血压可分为原发性和继发性，继发性高血压是明确病因的，原发性的病因是不明确的。我们通常说的高血压是原发性高血压，两者可以通过检查来区分。原发性高血压指的是血液对血管壁的压力升高，通常称为高血压，是一种常见病、多发病。在标准测量血压的前提条件下，若出现非同一天的3次血压上压值（收缩压）≥ 140mmHg 和 / 或下压值（舒张压）≥ 90mmHg 就可诊断为高血压。高血压的基本症状有头晕、眩晕、失眠、耳鸣等，但是许多患有高血压的人在早期是没有症状的。

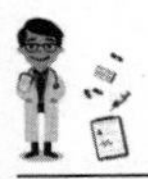

高血压的病因和如何预防

高血压病因：①高血压患者有明显的家族史，父母均有高血压，其子女发病的概率高达46 %。②有高钠低钾的饮食习惯，爱喝酒，经常吸烟。③超重和肥胖的人。④长期精神过度紧张。⑤口服某些药物，例如避孕药、麻黄素等。

高血压预防：①减轻体重。减肥是降压的关键，超重和肥胖一般被认为是高血压发病的重要原因之一。虽然并非所有肥胖者都有高血压，但总体上讲，体重越大，平均血压也越高。②健康饮食。每人每日食盐以不超过6克为宜，少吃各种腌制品；每日吃新鲜水果和蔬菜；减少食用油摄入，少吃或不吃肥肉和动物内脏；在清淡饮食的原则下，应做到粗细搭配、荤素相宜，以保持膳食平衡。③戒烟限酒，适宜运动。④保持心理健康，减轻精神压力，保持心态平衡。

2018 年血压水平分类和定义

分类	收缩压（mmHg）		舒张压（mmHg）
理想血压	< 120	和	< 80
正常血压	120—129	和（或）	80—84
正常高值血压	130—139	和（或）	85—89
1 级高血压（轻度）	140—159	和（或）	90—99

（续上表）

分类	收缩压（mmHg）		舒张压（mmHg）
2级高血压（中度）	160—179	和（或）	100—109
3级高血压（重度）	≥180	和（或）	≥110
单纯收缩期高血压	≥140	和	<90

注：当收缩压和舒张压属于不同分级时，以较高的级别作为标准。

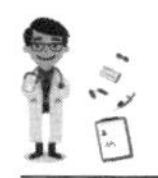

不要小看了高血压

原发性高血压可控制但不能完全治愈，所以一旦确诊为需要服药的高血压患者，就一定要坚持长期服用药物，高血压控制得好可以按照医生的指导减药，但是切记不能自行减药！在吃药治疗期间，不能认为血压正常了就自行停药。并且当有血压升高的情况，无论有没有感觉都应该在医生的指导下用药。吃降压药并不会伤肝伤肾，而如果高血压长期得不到规范的治疗，血压不断升高或波动大，才会造成心、脑、肾和主动脉等重要器官的损害，最终导致脑出血、心力衰竭、肾功能衰竭等严重并发症，甚至危及生命。

吴叔教你看医生

40岁的吴叔体检时发现自己得了高血压，正准备到医院看病吃药控制的时候，周围来了好多“好心人”给吴叔建议：你还这么年轻，血压高了也没有不舒服症状，说明能适应这个血压，千万别吃药，一旦吃药就得吃一辈子，再说是药三分毒，吃药会伤肝伤肾。吴叔听了“好心人”的话就没去看病，就这样平平安安度过了两年。前年过年的时候吴叔突发半身不遂，送到医院时发现大面积脑出血，测血压250／170mmHg，住进了重症监护室。经过了半个月的抢救才脱离了生命危险，后经过了一年的康复治疗后才重回正常生活。恢复后的吴叔心有余悸，坚持按照医生的要求吃药，牢牢地把血压控制在合理的范围。

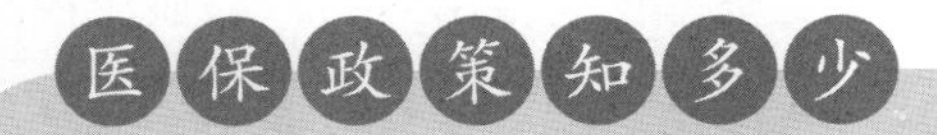

以前部分不需要住院的高血压患者难以享受到门诊报销待遇，甚至出现了“小病大养”“小病大治”“挤住院”的情况。高血压门诊用药虽然价格大多不贵，但由于慢性病患者群体庞大，慢性病治疗是一个长期的过程，所以药品开支对于患者，尤其是中低收入患者而言依然是一笔不小的负担。2019年，我国出台了城乡居民医保高血压门诊用药报销政策，将高血压门诊用药纳入居民医保，报销比例至少50%，有条件的地方可不设起付线，封顶线由各地自行设定。对已纳入门诊慢特病保障范围的患者，继续执行现有政策，确保待遇水平不降低。提高了高血压患者门诊就医保障和就医体验，减轻了患者经济负担。

新型农村合作医疗制度（以下简称新农合）是以大病统筹，兼顾小病理赔为主的农民医疗互助共济制度。新农合把高血压纳入保障范围，并实行门诊特殊慢性病报销政策，将高血压门诊报销比例提高至80%，每年最高报销额度提高至500元，从而不断扩大医保支付范围和金额。对于住院费报销比例，则由最高的60%提高到70%左右，加大了报销比例。

3. 糖尿病

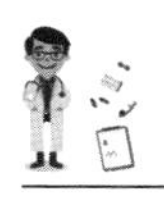

什么是糖尿病

糖尿病是一组由多病因引起的以慢性高血糖为特征的代谢性疾病，是由于胰岛素分泌和（或）作用缺陷所引起。糖尿病患者长期血糖控制不佳，会损伤其他系统器官，例如肾脏、眼、神经等，病情严重或应激时可发生急性严重代谢紊乱。糖尿病的典型症状为“三多”（多饮、多尿、多食）和“一少”（体重减轻）。糖尿病分为1型糖尿病和2型糖尿病，1型糖尿病是由身体产生胰岛素不足引起，发病年龄常小于30岁，对于胰岛素治疗及反应是敏感的；2型糖尿病是由身体对胰岛素不敏感从而引起血糖升高，发病年龄常大于40岁，对于胰岛素治疗及反应是不依赖、抵抗的。我们通常所说的糖尿病指的是2型糖尿病。

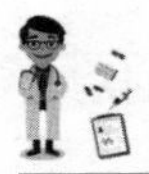

糖尿病的发病原因

糖尿病的病因十分复杂，简单来说是多种遗传因素和环境因素共同作用的结果。要注意的是，虽然健康人吃大量甜食不会直接导致糖尿病，但是摄入过多的糖分可是会导致体重增加的，超重、肥胖则是很明确的糖尿病危险因素。所以想要预防糖尿病，还是要保持健康的生活方式才好。

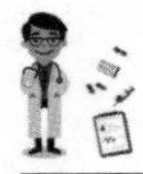

糖尿病患者在饮食和生活习惯方面要注意什么

糖尿病患者并不是一点甜食都不可以吃，是否可以吃主要看食品的总热量。那些高热量的甜食如巧克力、蜂蜜、含糖饮料等当然要避免，但一些热量低的甜味食品比如水果、专供糖尿病患者食用的甜品是可以适当吃的。需要搞清楚的是，糖尿病的“糖”不等同于有甜味的“糖”，而是指一类营养物质。所以米饭、馒头等虽然不是甜的，但含糖量高，应当少吃，可以用粗杂粮如荞麦面、莜麦面、燕麦面、玉米代替。那些专供糖尿病患者食用的甜品添加的是不含糖的甜味剂，所以也是可以吃的。

为了达到理想的血糖控制效果，糖尿病患者在日常生活中有什么需要注意的呢?

（1）注意饮食。低糖、低盐、低脂、高纤维、高维生素，是预防糖尿病的最佳饮食配伍。

（2）注意体重。对体重进行定期监测，将体重长期维持在正常水平是至关重要的。体重增加时，应及时限制饮食，增加运动量，使体重尽早回落至正常。要使运动成为生命的一个重要组成部分，养成终身运动的习惯。

（3）定期检测血糖。血糖检测应该列为中老年人常规的体检项目，即使是健康者，仍要定期检测。如有皮肤感觉异常、性功能减退、视力不佳、多尿、白内障等，更要及时去检测血糖，以尽早诊断，争取早期治疗。

（4）预防或延缓糖尿病并发症的发生和发展，减少伤残。糖尿病患者很容易并发其他慢性病，易因并发症而危及生命。因此，要对糖尿病慢性并发症加强监测，做到早发现。早期诊断和治疗糖尿病，常可预防并发症的发生，使患者能长期过接近正常人的生活。

糖尿病的诊断标准

诊断标准	静脉血浆葡萄糖水平（mmol / L）
糖尿病症状加随机血糖	≥ 11.1
或空腹血糖	≥ 7.0
或 OGTT2 小时血糖	≥ 11.1

注：OGTT 即口服葡萄糖耐量试验

吴叔教你看医生

48岁的吴叔天性乐观，爱吃甜食的他身高不到1.7米，体重却达到了100公斤，虽然查出了高血压4年，但是吴叔并没有吃药治疗。2年前吴叔经常感觉口干，喝很多水也不解渴，并且喝得多拉得多，食量也越来越大，而反常的是吴叔的体重居然减轻了10公斤，这让他很是高兴。后来吴叔感觉到下肢发麻，小便还有泡沫，于是到社区医院就医，一测血糖达到17.5mmol / L，社区医生建议他到大医院治疗，但是吴叔觉得麻烦就没去。某天王婶在客厅发现了昏迷的吴叔，惊慌失措的王婶立马拨打了120将吴叔送进医院，最后检查发现吴叔是因为糖尿病导致的酮症酸中毒昏迷，经过了大半个月的抢救，吴叔总算捡回一条命。出院后吴叔终于下定决心按医生要求乖乖吃药和复查血糖，并且改变了生活习惯，健康饮食，多运动，体重慢慢减轻，血糖达到正常水平，身体也越来越健康。

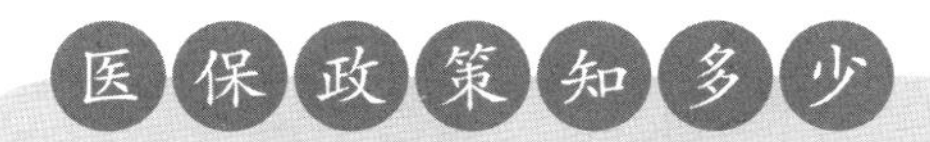

和高血压医保制度相似，以前轻症糖尿病患者难以享受到门诊报销待遇，但2019年我国出台了城乡居民医保糖尿病门诊用药报销政策，将糖尿病门诊用药纳入居民医保，报销比例至少50%，有条件的地方不设起付线，封顶线由各地自行设定。提高了糖尿病患者门诊就医保障和就医体验，减轻了患者经济负担。

新农合把糖尿病纳入保障范围，并实行门诊特殊慢性病报销政策，将糖尿病门诊报销比例提高至80%，每年最高报销额度提高至1000元，从而不断扩大医保支付范围和金额。对于住院费报销比例，则由最高的60%提高到70%左右。

4. 冠心病

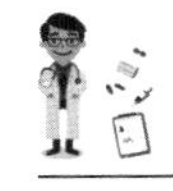

冠心病有什么症状

冠心病全称冠状动脉粥样硬化性心脏病，指供应心脏营养物

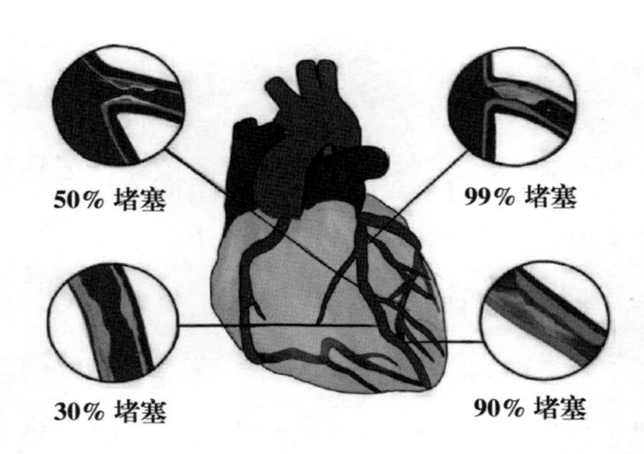

质的冠状动脉发生粥样硬化引起管腔狭窄或闭塞（如同水管被长年堆积的水垢堵塞变窄一样），导致心肌缺血缺氧或坏死而引起的心脏病。冠心病发作时胸骨后或心前区有压榨样或紧缩样疼痛放射至左肩、臂甚至小指和无名指，或伴有呼吸困难、出汗、面色苍白、意识丧失等。吸烟、肥胖、高血压、高血脂、糖尿病以及有冠心病家族史、有持久的精神压力、有久坐的生活方式的人易患冠心病。

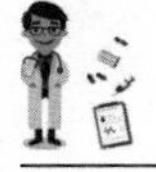

如何预防冠心病

（1）避免过度劳累、情绪激动、饮食过饱、受寒及戒烟等。预防冠心病需要改变不良的生活习惯，提高心理素质，保持心态平衡。

（2）均衡膳食。避免摄入过量的动物性脂肪和胆固醇，少糖

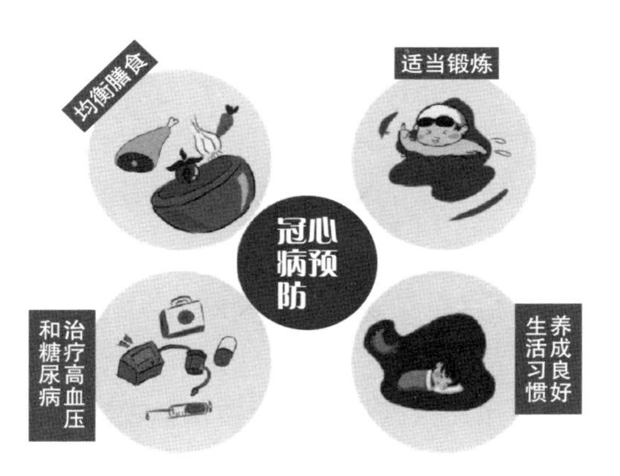

少盐，少食用油炸烹调的食物，多食富含纤维素的食物（如蔬菜、水果、薯类等）。血液中胆固醇过高是引起血管阻塞的主要危险因素，主要原因是胆固醇高会使心血管发生硬化，在血管内壁形成斑块，引起局部血栓形成或直接堵塞血管。

（3）治疗高血压、糖尿病。高血压会使心脏很难挤压出足够的血量来满足机体的需要，并可加重冠心病的症状。糖尿病可导致脂肪代谢紊乱，引起和加重冠状动脉的粥样硬化。

（4）不吸烟，少饮酒，少喝咖啡和浓茶。抽烟可使血液黏稠，血管狭窄，加重心脏的负担。美国心脏协会的专家认为，如果你一天抽一包烟，那么你心脏病发作的危险将比别人高出2倍。饮用咖啡、浓茶均可导致已有粥样硬化的冠状动脉发生痉挛，诱发心肌梗死。

（5）适当的体育锻炼。坚持有规律的体育活动，能够一定程度上减缓血管老化。提倡“适当运动”，如步行、骑自行车、打太极拳等。需要强调的是，任何有过心脑血管病史的人，在开始体育锻炼之前，应该征求医生的意见。

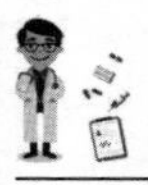

冠心病发作时如何自我急救

冠心病患者应当随身携带急救药物如硝酸甘油。当出现胸闷、胸痛、气短等症状时，应立即停下当前活动，坐下或躺下休息，并立即舌下含服硝酸甘油。如服药5分钟后症状得不到缓解应立即到附近医院就诊。

吴叔教你看医生

吴叔身体非常硬朗，虽说已经65岁了，平时也很少得病，生活爱好除了运动健身就是烟、酒、美食。最近一年来吴叔偶尔在运动时出现气促和胸闷的感觉，有时甚至出现胸口疼痛，一般休息几分钟症状就可以得到缓解，吴叔觉得是年龄大了身体机能退化的原因。在一次和朋友喝酒之后，吴叔又出现了之前气促和胸闷的感觉，可不同的是，这次的症状持续了两个多小时还没有缓解，并且不舒服的感觉还有越来越严重的迹象。此时吴叔的家人开始觉得不对劲，要求陪伴吴叔去医院就诊，在去医院的路上吴叔还一直以为是自己年龄大了喝了酒导致的，休息一下就好，可到了医院检查发现是冠心病引起的急性心肌梗死。还好就医及时，吴叔在经过了一周的治疗后，顺利康复出院。从此以后吴叔戒了烟和酒，饮食上开始控制，并且严格按照医生要求吃药，出院至今再也没有犯过病。

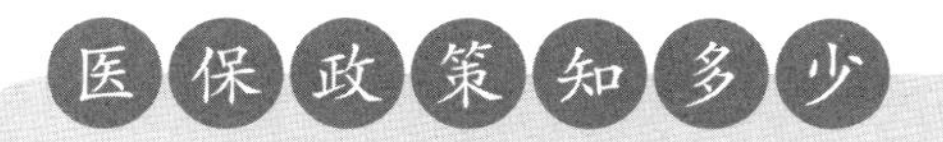

冠心病患者需要申请门诊慢性病才可以在门诊进行报销。医院填写医保门诊慢性病申请审批表后，提交相关检查资料给医院医保科，经过一周左右的审批周期，通过了即可使用。如果是在统筹地区以外的医院检查治疗，就医时把相关的检查就医材料带回给当地医保部门，填写申请审批表就可以了，申请只需一到两个星期即可以通过。冠心病医保慢性病的申请条件：一是有心梗的检查报告或心电图，二是有搭桥或者放支架的手术记录。两条符合其中一条就可以申请，不需要其他材料和条件。

新农合把冠心病纳入保障范围，并实行门诊特殊慢性病报销政策，将冠心病门诊报销比例提高至80%，每年最高报销额度提高至1000元，从而不断扩大医保支付范围和金额。对于住院费报销比例，则由最高的60%提高到70%左右，加大了报销比例。

5. 痛风

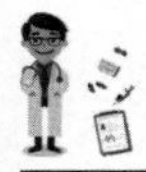

什么是痛风，有啥症状

痛风主要是由血尿酸过高引起的代谢性疾病。尿酸是由一种叫嘌呤的物质在体内代谢后产生的，嘌呤普遍存在于人体和食物中。若肾脏功能不好，或先天肾脏功能缺陷，又或者饮食或生活作息不规律，都可能导致尿酸无法有效排出。若血液中的尿酸含量长时间过高，关节处会形成针状的晶体，发生急性炎症反应，最终导致关节肿胀、疼痛，甚至畸形。男性发病率高于女性，一般起病急骤，典型者多于午夜或清晨起病，剧痛而惊醒，最易受累部位是单侧第一跖趾关节（因为这个关节承受压力大，周围血管少，局部温度低），然后依次为踝、跟、膝、腕、指、肘等关节。90 %为单一侧，偶尔双侧或多关节同时或先后受累，呈红肿热痛，可有关节腔积液，也可伴发热、白细胞增多等全身症状，发作常呈自限性，数天或一周内自行缓解。

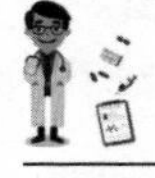

如何预防痛风发作

（1）对疑诊患者进行检查，早期发现高尿酸血症。

（2）减少外源性嘌呤来源，避免含嘌呤高的饮食（如黄豆、扁豆、香菇、紫菜、动物内脏、浓肉汁、鱼卵、海鱼、贝类、各类酒等；低嘌呤食物可放心食用，如米、麦、面类食物，牛奶、鸡蛋、猪、鸡鸭血、大部分蔬菜水果、蜂蜜等）。

（3）调整饮食结构，积极降低体重，适当控制高蛋白质饮食和碳水化合物，少吃糖果等。

（4）增加尿酸排泄：多饮水，心功能尚可的情况下，建议每天饮水2至3升；不宜使用抑制尿酸排泄药、利尿剂、阿司匹林等。

（5）避免促进尿酸盐形成结晶的诱因，如着凉、过劳、紧张。穿鞋要舒适，勿使关节受伤，戒酒，服用碱性药物，如晚上加服乙酰唑胺，保持尿液碱性，防止结石形成。

（6）高尿酸血症而又无痛风者，建议在专科医生指导下使用尿酸合成抑制药和（或）促进尿酸排泄药。

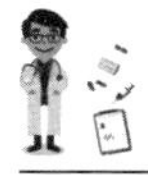

痛风急性发作时要注意什么

痛风急性发作期不进行降尿酸治疗，但已服用降尿酸药物者不需停用，以免引起血尿酸波动，导致发作时间延长或再次发作。痛风急性发作的患者，可以使用止痛药治疗，关节红肿热痛可予以冰敷，注意休息。

吴叔教你看医生

吴叔是个40岁的农民，平时干活比较劳累，没事喜欢喝两口小酒。一次饮酒之后，吴叔突然感觉左脚背和大拇指肿痛，摸上去发烫，并且疼痛，难以入睡。第二天疼痛难忍的吴叔到当地卫生院看病，医生给他开了布洛芬药物，吃了一个星期疼痛才消失。以后每遇饮酒或感冒后就会出现左脚疼痛，反反复复。饱受病痛折磨的吴叔实在受不了，最后到城里的大医院检查，发现尿酸高达720μmol／L，原来真凶是痛风！还好X线检查显示吴叔左脚骨头未出现问题。自此吴叔开始注意自己的饮食，并按医生的嘱咐吃药，慢慢地，吴叔的痛风发作得越来越少，最后完全不发作了。

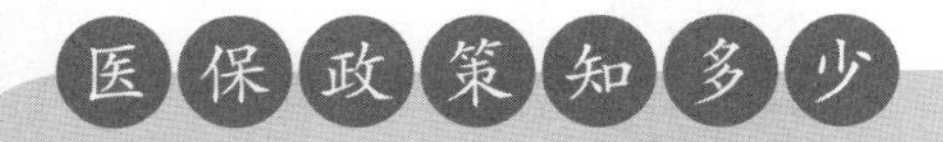

痛风虽然是常见的慢性疾病，但它并不在我国目前医保的慢性病目录中，也就是说痛风门诊看病是无法用医保报销的，而对于严重痛风需要住院的患者，则根据当地住院医保政策中住院报销比例进行报销。随着我国高尿酸血症与痛风发病率逐年增高和年轻化趋势，已有相关部门建议将高尿酸血症和痛风纳入特殊病种范围，以减轻患者的经济负担。

目前痛风也不在新农合的特殊慢性病门诊目录范围内，只能按照一般门诊报销，村卫生室及村中心卫生室就诊报销60%，每次就诊处方药费限额10元，临时补液处方药费限额50元；镇卫生院就诊报销40%，每次就诊各项检查费及手术费限额50元，处方药费限额100元；二级医院就诊报销30%，每次就诊各项检查费及手术费限额50元，处方药费限额200元；三级医院就诊报销20%，每次就诊各项检查费及手术费限额50元，处方药费限额200元。

6. 脑卒中

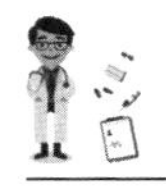

什么是脑卒中

脑卒中又称中风、脑卒中。脑卒中有发病率高、致残率高、复发率高、死亡率高、并发症多的特点。降低脑卒中的发生率，要求做好预防工作。

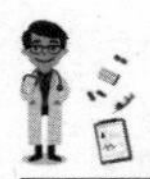

如何预防脑卒中

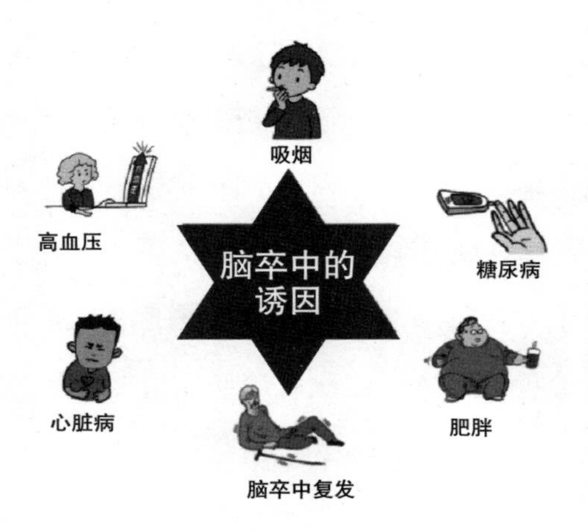

一级预防（病因预防）：

（1）高血压病因：血压的升高与脑卒中密切相关，高血压可以使脑血管壁变厚变硬失去弹性，管腔变细，甚至形成动脉瘤（动脉瘤并非肿瘤，是动脉壁病变或损伤，导致动脉局限性扩张），或者形成血栓，导致脑卒中。需要加强宣传教育，引起农村地区人民对高血压和脑卒中的重视，防患于未然。我们需要在农村地区提高血压检测率，积极倡导大家对血压进行自我监测管理，采取家庭自测血压的方法。对一级、二级高血压低危患者，优先通过改变生活方式来降低血压，如果效果不佳则需要采用药物降压治疗。

（2）糖尿病病因：糖尿病病人存在糖、脂肪和蛋白质代谢异常，存在血管内皮细胞紊乱。糖尿病越严重，脑卒中发生率越高。糖尿病病人需要定期检测血糖，改变不良的生活方式，首先要控制饮食，合理膳食，避免高糖食物，其次是要加强体育锻炼。通过饮食和运动治疗，血糖控制仍不理想的患者，应及时进行口服降糖药物或胰岛素治疗。

（3）心脏病病因：心脏疾病与脑卒中密切相关，其中最突出的是心房颤动。我们应该定期检查，鼓励农村地区居民进行定期体检，患有心脏疾病的应该及早治疗，降低脑卒中的风险。有冠心病或非瓣膜性房颤的患者应该遵医嘱进行华法林或抗血小板聚集药物治疗。

（4）吸烟病因：吸烟者比不吸烟者发病率高。长期吸烟的人会加速脑动脉硬化，减少脑动脉血流。

（5）肥胖病因：肥胖可能会导致高血压、糖尿病、高脂血症等，这些疾病都会加重脑卒中的风险。应该在健康的生活方式下，积极运动，合理膳食，减轻体重等。

二级预防：

脑卒中病人容易复发，发生过脑卒中的病人更应该积极治疗，病人不宜情绪激动、过量饮酒、过度劳累，也不宜晨练，同时要注意保暖。

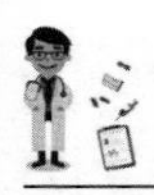

脑梗死和脑出血有什么区别

脑梗死：脑部血液供应不足，脑部缺血、缺氧导致局部脑组织坏死。

脑出血：非外伤导致脑部实质血管破裂引起脑部出血。

两者的区别：①脑出血患者多有高血压和脑动脉硬化病史，而脑梗死病人多有短暂性脑缺血发作或心脏病史。②脑出血患者多在情绪激动或用力的情况下发病，脑梗死多在安静休息时发病。③脑出血患者发病急、进展快，常在数小时内达高峰，发病前多无先兆。而脑梗死患者进展缓慢，常在1 ~ 2天后病情逐渐加重，发病前常有短暂性脑缺血发作病史。④脑出血患者发病后常有头痛、呕吐、颈项强直等颅内压增高的症状，血压亦高，意识障碍重。脑梗死患者发病时血压多较正常，亦无头痛、呕吐等症状，神志清醒。⑤脑出血患者腰穿脑脊液压力高，多为血性，而脑梗死患者脑脊液压力不高，清晰无血。⑥脑出血患者中枢性呼吸障碍多见，瞳孔常不对称，或双瞳孔缩小，眼球同向偏视、浮动。脑梗死患者中枢性呼吸障碍少见，瞳孔两侧对称，眼球少见偏视、浮动。

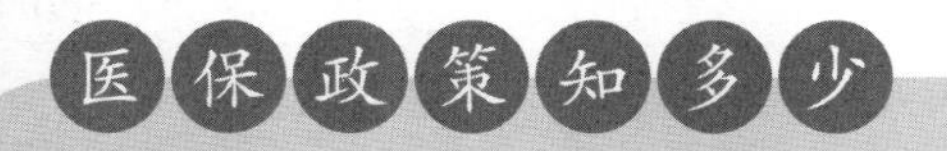

脑卒中且伴明显功能障碍是我国24种门诊特殊

慢性病中一种，可申请门诊特殊慢性病。门诊特殊慢性病患者门诊报销年度限额1500 ~ 2000元，报销比例为70%，农村低收入人口其一般门诊特殊慢性病医疗费由医疗救助在其基本医保病种年度定额基础上增加1000元的定额，增加定额部分按80%支付，定额内政策范围内的个人自付费用计入倾斜救助基数。门诊特殊慢性病和门诊重症医疗费用报销政策可同时享受，但相关费用不得重复报销。

新农合把脑卒中后遗症纳入保障范围，并实行门诊特殊慢性病报销政策，将该病门诊报销比例提高至80%，每年最高报销额度提高至2000元，从而不断扩大医保支付范围和金额。对于住院费报销比例，则由最高的60%提高到70%左右，加大了报销比例。

7. 慢性阻塞性肺疾病

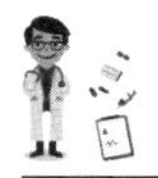

什么是慢性阻塞性肺疾病

慢性阻塞性肺疾病，简称慢阻肺，是不完全可逆的气道阻塞。

持续的气流受限，是可以预防和治疗的疾病，与气道和肺组织对香烟烟雾等有害气体或有害颗粒的异常慢性炎症反应有关。慢性支气管炎和肺气肿与慢阻肺密切相关。症状有慢性咳嗽咳痰、气促、呼吸困难，严重者或急性加重期会有喘息，晚期患者有体重下降、食欲减退、抑郁或焦躁等症状。

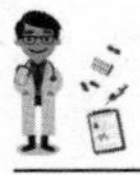

慢阻肺患者日常生活需要注意什么

（1）日常生活远离不良刺激。慢阻肺的致病因素有刺激性烟雾、粉尘、有害气体（如二氧化硫、二氧化氮）等慢性理化刺激，气候寒冷和环境温度的剧变，以及对尘埃、尘螨、细菌、寄生虫、花粉和化学气体等过敏时都可加重支气管黏膜的损害。日常生活中需远离这些刺激，具体措施如下：一是保持室内空气流通，加强戒烟。外出戴口罩，不要到人多的地方。二是预防感冒。三是注意保暖并加强耐寒锻炼。

（2）坚持规律用药。无论是急性发作期或是缓解期，都要听从医生的建议坚持规律用药。若在缓解期自行停药，可导致慢阻肺反复发作，甚至使病情加重，严重的会引起各种并发症。

（3）加强呼吸功能锻炼。慢阻肺患者因肺过度充气，加上营养不良、缺氧或肺部感染等因素，使得呼吸负荷加重，呼吸肌疲劳。可通过呼吸肌锻炼，改善呼吸肌的耐力。

（4）坚持氧疗。当患者的血氧饱和度＜90％或患者感到胸闷、憋喘时应前往医院，进行氧疗。若条件允许，可以买一台制氧机在家吸氧，吸氧流量每分钟1～2升，每天吸10～15小时，可以减少肺微小血管的痉挛。

（5）饮食管理。首先要安排好进食环境，进食前要适当休息，以减少缺氧情况。平时应少量多餐，软食为主，其次给予优质蛋白（如鸡蛋、鸭肉、鸡肉等高蛋白食物）、适量脂肪、低碳水化合物饮食。另外要补充适量的维生素A、维生素B、维生素C、维生素E和微量元素；限制钠盐摄入，防止水钠潴留，加重肺水肿；避免辛辣、油腻食物及膨化食品。

（6）排痰。腕部屈曲，手呈碗形在胸部拍打，或使用机械振动器使聚积的分泌物咳出。

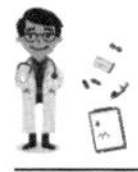

呼吸操锻炼有助于慢阻肺病人康复

简便易行的呼吸操，可以提高呼吸肌的肌力、耐力和呼吸效率。如：①缩唇呼吸：首先通过鼻子缓慢深吸气直到无法吸入为止→缩唇，如吹口哨状→保持缩唇姿势缓慢呼气→进行两次呼吸→不用力地将肺排空。②屏气训练：屏气可延长肺内氧气和二氧化碳的交换时间，使更多氧气进入血液。方法为：先吸气→屏住呼吸3秒钟→呼气。③腹式呼吸：腹式呼吸主要是靠腹肌和膈

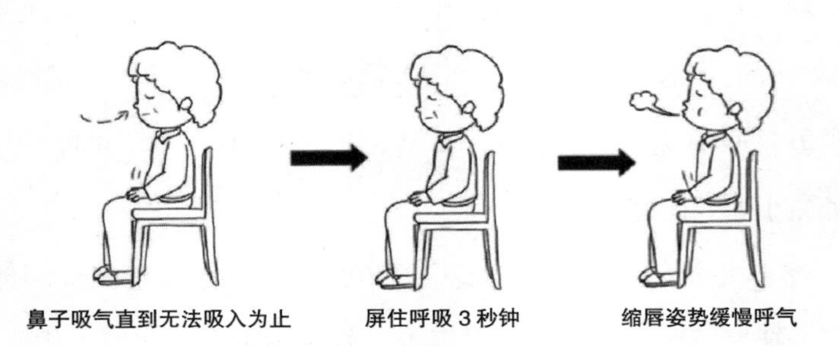

肌收缩而进行的一种呼吸方式。肺气肿患者胸式呼吸效率差，而通过腹式呼吸锻炼，可增大膈肌活动幅度，从而增加肺通气量。做法是：放松双肩 → 左手置于胸部 → 右手置于腹部 → 通过鼻子吸气时腹部膨出 → 缩唇呼气，感觉腹部下陷。每三次为一组，每完成一组训练休息两分钟。每天多次重复练习。

吴叔教你看医生

吴叔今年刚刚退休，想着退休后就在家里带带孙子、到处逛一逛，享受天伦之乐。不过最近吴叔感觉身体有点不自在，走路倒是没有什么，就是在上楼梯的时候喘不过气来，心里想着，自己还没到岁数就走不动路了？几天前吴叔在外运动回来不小心着凉了，最近上楼梯的时候咳嗽、气促症状明显加重，而且咳出大量黄痰，发现不对劲的吴叔赶紧到医院检查，诊断结果显示为慢阻肺急性发作。吴叔心想怎么自己平时身体好好的就得了慢阻肺了，后来和医生谈话之后终于找到了自己患病的原因——20年的抽烟史。经过1周的住院治疗后，吴叔病情得到控制。出院时医生告诉吴叔，慢阻肺是不可逆转的，但可以减缓疾病进程和避免出现加重情况，除了戒烟之外，还要注意维持良好的生活习惯，注意保暖多锻炼，有空做做呼吸操。

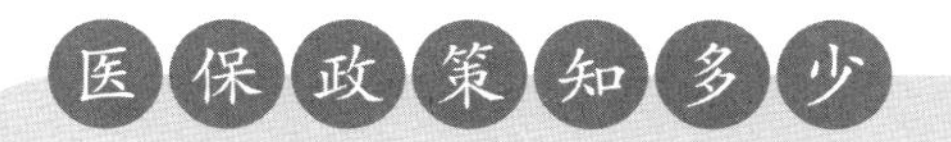

近年来我国陆续出台了多项推动慢阻肺病防控的政策。2016年，国家将慢阻肺病纳入分级诊疗试点疾病目录。2018年，国家基本药物目录新增了慢阻肺病维持治疗常用的吸入药物。2020年，中央抗疫国债拨专项资金，为全国50%的基层医疗机构配备肺功能仪，并广泛开展基层医务人员关于慢性呼吸疾病诊治技能的培训。2021年，“慢阻肺高危人群早期筛查与综合干预项目”新增为慢性非传染性疾病防治国家项目，将慢阻肺病的防治工作从“诊断和治疗病人”向“早期发现和干预高危人群”推进了一大步。可以说，基层在人员、设备、药品和诊疗技术上已具备提供慢阻肺病基本医疗照护的条件。

新农合把慢性阻塞性肺疾病纳入保障范围，并实行门诊特殊慢性病报销政策，将该病门诊报销比例提高至80%，每年最高报销额度提高至2000元，从而不断扩大医保支付范围和金额。对于住院费报销比例，则由最高的60%提高到70%左右，加大了报销比例。

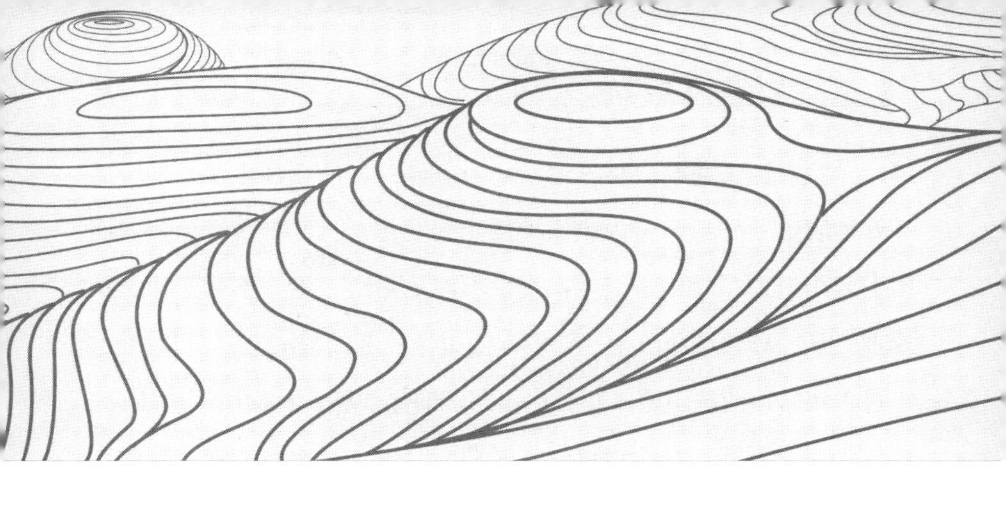

二　农村妇女卫生与保健

1. 阴道炎

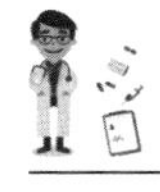

什么是阴道炎，阴道炎的常见病因有哪些

阴道炎是妇科常见疾病，与病原体感染、外部刺激、激素水平等有关。主要表现为阴道分泌物异常、阴道瘙痒、阴道有灼热感。正常阴道分泌物呈白色糊状或者蛋清样，黏稠，无腥臭味，量少，如果分泌物变为灰白色、黄色，豆腐渣样，有鱼腥味、臭味，就要警惕自己是否得了阴道炎，并及时就医。

阴道炎的病因主要有以下方面。①性生活：a. 男性生殖器感染携带病原体，可通过性生活传染，进而导致女性阴道炎；b. 男性包皮过长，包皮垢沉积于包皮内，容易通过性生活进入女性阴道，包皮垢长期刺激易导致女性阴道炎；c.频繁性生活长期摩擦女性阴道，导致阴道内膜保护层受到损伤，无法抵御细菌侵入而引起阴道炎。②阴道卫生：女性不注重阴道卫生，不勤于清洗护理，从而导致细菌滋生，而引起阴道炎。③频繁清洗：与②相反，过于频繁地清洗阴道，则会损伤阴道的保护膜，从而引发阴道炎。④抵抗力下降：女性感冒或月经期的时候，抵抗力下降，这时生殖系统抵抗力很弱，一旦病原体侵入就容易引发阴道炎。

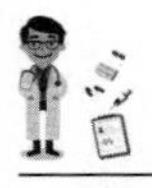

阴道炎为什么容易反复发作

阴道炎的治疗并不困难，但是在治疗期间容易复发，这不仅严重困扰着育龄妇女的生殖健康，还影响到了日常的生活。

阴道炎反复发作的原因主要有以下方面。①擅自停药：很多患者在用药后感觉症状减轻了，白带正常了，外阴也不瘙痒了，以为是治好了，就不再坚持治疗，这是阴道炎反复发作的一个重要的原因。②夫妻未同时治疗：女性患阴道炎后，通过性生活可以将病原体传给丈夫，使男方也成为带菌者。如果男方没有及时治疗就可能会反复交叉感染。③没有对症用药：许多患者在出现白带增多、外阴瘙痒等不适时，并不积极去医院治疗，而是随便去药房买点药。此时擅自用药，治疗没有针对性，而且不规范科学，不仅不能缓解症状，反而会加重病情。④清洗方式不正确：

比如说用肥皂、沐浴液清洗外阴，或用抗生素、中药等浸浴，导致阴道菌群失去平衡，虽然症状能暂时得到缓解，但是却不能从根本上解决问题。⑤长期使用抗生素：破坏阴道菌群间的制约关系，使细菌生长旺盛。对这类病人应该在服用抗生素的同时或治疗后给予特定阴道炎的抗菌药物进行预防。⑥不讲究卫生：内裤与袜子同洗也是阴道炎反复发作的原因。另外，经常使用不符合卫生标准的卫生巾、卫生纸，也有可能导致阴道炎反复发作。⑦内分泌变化：长期口服避孕药物、口服类固醇激素、月经不调、妊娠等，都可能抑制机体的免疫力，会导致阴道炎复发。

吴姐教你看医生

35岁的吴姐与张叔已经结婚12年了，十多年来两个人一直很恩爱，生活过得很幸福。张叔是城里的一名建筑工人，吴姐和他吃住都在建筑工地，因为工地里用水紧张，吴姐每天都是等张叔的衣服换下来之后再一起洗。这两年来吴姐总是觉得白带增多、有异味，偶尔觉得下身瘙痒，同房后症状会加重。因为工地的工作繁忙，她每次都是忍忍熬一阵子见好些就没再管了。但是最近几个月吴姐发现下身瘙痒变得更加明显，白带呈灰白色，有血腥臭味。吴姐一个人又不好意思去医院，就自己去药店买了一些药来清洗。但是几天之后吴姐感觉更加难受，只好去医院看病了。

医生告诉吴姐她得的是阴道炎，建议规范治疗，按时吃药，注意卫生，不要随便在外面买药清洗。吴姐听了医生的话，不出几个月，病果然就好了。

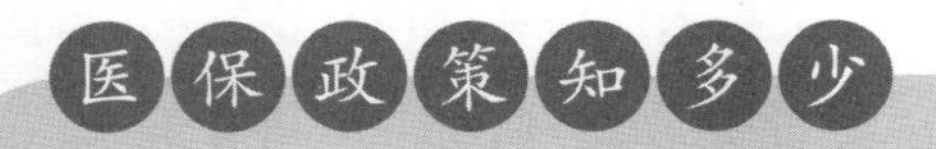

治疗阴道炎的妇科抗感染药和抗真菌剂，纳入国家医保的总共有22种，其中有10种是甲类药物，包括甲硝唑、克霉唑、咪康唑、制霉菌素的阴道片与栓剂，有12种是乙类药物，包括替硝唑、酮康唑栓剂及凝胶剂等。

目前阴道炎治疗在新农合只能按照一般门诊报销标准，即村卫生室及村中心卫生室就诊报销60%，每次就诊处方药费限额10元，卫生院医生临时补液处方药费限额50元；镇卫生院就诊报销40%，每次就诊各项检查费及手术费限额50元，处方药费限额100元；二级医院就诊报销30%，每次就诊各项检查费及手术费限额50元，处方药费限额200元；三级医院就诊报销20%，每次就诊各项检查费及手术费限额50元，处方药费限额200元。

2. 痛经及月经不调

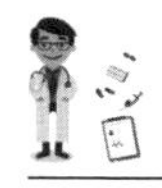

正常月经的表现

月经属于生育期妇女重要的生理现象，是指伴随卵巢周期性变化而出现的子宫内膜周期性脱落而产生阴道出血的情况。出血的第1日为月经周期的开始，两次月经第1日的间隔时间称一个月经周期。每次月经持续时间称为行经期。月经第一次来潮称为月经初潮，通常始于12～15岁，11～16岁初潮也属于正常现象，若16岁月经尚未来潮则应引起重视。

正常的月经，主要表现为：①一般为2～8日，平均4～6日。②隔21～30天来一次月经，但因人而异，也有23～45天，甚至3个月或半年为1个周期。只要有规律，一般都属于正常。③月经颜色看上去是暗红色，不易凝成血块，如果来得特别多，有血块，就要看医生。④开始时期不规则有时也属正常。月经初潮是青春期开始的一个重要标志，由于卵巢功能尚不健全，故初潮后月经周期也无一定规律，须经逐步调整（5～7年）才接近正常，此为正常现象。

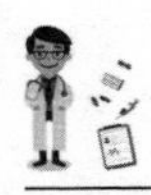

月经不调的原因和主要症状

月经不调是泛指各种原因引起的月经改变，包括初潮年龄的提前、延后，周期、经期与经量的改变。

（1）原因：大多数月经不调都是有特定原因的。如：①颅内疾患及大脑神经内分泌功能失调；②生殖器官局部的炎症、肿瘤及发育异常；③营养不良、精神压力大及饮食习惯不佳等；④肝脏疾病，如乙肝等；⑤血液疾病，如白血病等；⑥某些职业如长跑运动员容易产生闭经。

（2）主要表现：月经出血量的改变，主要有月经过少和月经过多。①月经过少是指月经血量过少（少于30毫升），或行经时间不足2天，或只有点滴出血就停止。月经过少本身不是一种疾病，而表现为某些疾病的症状，如子宫内膜炎、卵巢功能减退及卵巢功能早衰、宫腔粘连、高催乳素血症等。②月经过多是指月经期血流量过大。正常的月经周期为21 ~ 35天，出血时间平均为5天，而月经大量出血表现为出血持续7天以上，或失血量超过80毫升。过多的出血会导致贫血，表现为疲劳、呼吸急促和虚弱。激素失调、子宫肌瘤、宫内节育器、癌症或者某些药物都有可能导致月经出血量过多。

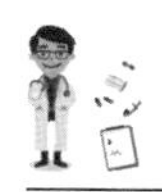

如何预防和治疗痛经

很多女性在月经期的前两天，总是会出现下腹部疼痛、坠胀，或伴有腰酸或恶心、呕吐等其他不适，症状严重者可影响生活质量。这便是痛经，分为原发性和继发性两类：原发性痛经指生殖器官无器质性病变的痛经；继发性痛经指由盆腔器质性疾病，如子宫内膜异位症、子宫腺肌病等引起的痛经。我们常说的痛经指原发性痛经。

（1）原发性痛经的表现：①原发性痛经在青春期多见，常在初潮后1 ~ 2年内发病。伴随月经周期规律性发作的以小腹疼痛为主要症状。继发性痛经症状基本同原发性痛经，由于内膜异位引起的继发性痛经常常呈进行性加重。②疼痛多自月经来潮后开始，最早出现在经前12小时，以行经第1日疼痛最剧烈，持续2 ~ 3日后缓解。疼痛常呈痉挛性。一般不伴有腹肌紧张或反跳痛。③可伴有恶心、呕吐、腹泻、头晕、乏力等症状，严重时面色发白、出冷汗。④妇科检查无异常发现。

（2）治疗：痛经在女性中是常见的症状，未婚前痛经可在婚后生育过后消失，可不必过度关注，个别情况除外。但是痛经的疼痛时间长达3天者，影响生活者应当予以治疗。原发性痛经的治疗，主要以止痛、镇静为主。

一般治疗：①重视心理治疗，消除紧张和顾虑。②足够的休息和睡眠，规律而适度的锻炼。③疼痛不能忍受时辅以药物治疗。

预防：①经期要注重保暖，避免受寒及感冒。②经期禁食冷饮及寒凉食物。经期禁游泳、盆浴、冷水浴。③经期需保持阴道清洁卫生。④调畅情志，保持精神舒畅，消除恐惧心理。⑤如出现剧烈性痛经，甚至昏厥，应先保暖，再予解痉镇痛剂。⑥多喝热牛奶。如每晚睡前喝一杯加一勺蜂蜜的热牛奶可以缓解痛经。⑦练习瑜伽或弯腰、放松等动作，体质增强有助改善症状。⑧积极检查和治疗妇科病，月经期应尽量避免做不必要的妇科检查及各种手术，防止细菌上行感染。患有妇科疾病，要积极治疗，以消除引起痛经的隐患。

吴姐教你看医生

吴姐的女儿小芳今年刚上初一，有一天她突然发现自己内裤上都是血，而且肚子有点隐隐作痛，她很害怕，以为自己得了什么病，就马上告诉妈妈。吴姐告诉她这是月经，刚来的时候有点肚子痛是正常的。可是几个月之后，小芳来月经的时候肚子很痛，吴姐看女儿痛得受不了，就带她去看医生。医生跟她们说，来月经的时候要注意保暖，如果肚子很疼的话可以在下腹部放一个暖水袋，注意休息，清淡饮食，如果疼得受不了的话可以开一点止痛药。日常生活中要多锻炼身体，痛经现象一般一两年后就会消失，如果以后还是痛得剧烈再来看。小芳回到家之后按照医生的叮嘱，不出两天就不痛了。

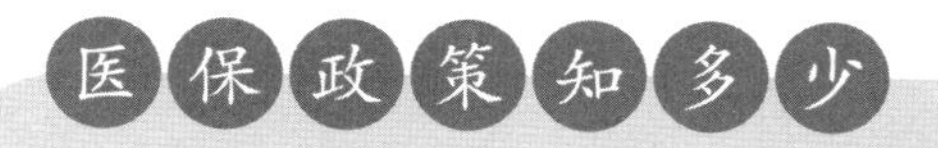

目前治疗月经不调的有雌激素、孕激素、复方制剂，例如雌二醇、戊酸雌二醇、孕酮、地屈孕酮等，这些药物的多种剂型，包括口服剂、注射剂、丸剂，已经纳入国家医保甲类或者乙类的总共有29种。按照规定，统筹地区对于甲类药品，各地需按照基本医疗保险的规定全额给付，不得再另行设定个人自付比例。对于乙类药品各地可根据基金承受能力，先设定一定的个人自付比例，再按基本医疗保险的规定给付。

目前月经不调的治疗并不在新农合特殊慢性病门诊目录范围内，只能按照一般门诊报销标准，即村卫生室及村中心卫生室就诊报销60%，每次就诊处方药费限额10元，卫生院医生临时补液处方药费限额50元；镇卫生院就诊报销40%，每次就诊各项检查费及手术费限额50元，处方药费限额100元；二级医院就诊报销30%，每次就诊各项检查费及手术费限额50元，处方药费限额200元；三级医院就诊报销20%，每次就诊各项检查费及手术费限额50元，处方药费限额200元。

3. 更年期综合征

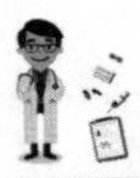

什么是更年期综合征

妇女绝经前后出现的一系列以自主神经系统功能紊乱为主，伴有神经心理症状的一组症候群，这便是更年期综合征（又称围绝经期综合征）。绝经可分为自然绝经和人工绝经两种，自然绝经指卵巢功能降低，导致绝经；人工绝经是指用其他方法（如放射治疗和化疗等）使卵巢失去功能。单独切除子宫而保留一侧或双侧卵巢者，不能称为人工绝经。

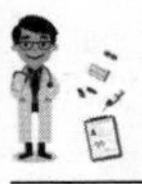

更年期综合征有哪些症状

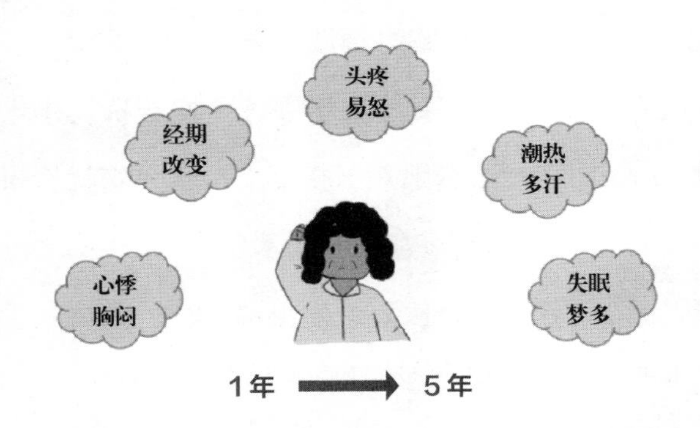

（1）月经改变：月经周期改变是更年期综合征最早出现的临

床症状，分为3种类型：①月经周期不规则，经期延长，经量增多，然后逐渐减少至停止。②月经周期延长，经量减少，最后停止。③月经突然停止，较少见，易发生子宫内膜癌。对于异常出血者，应进行诊断性刮宫，排除恶变。

（2）全身表现：潮热、出汗是最突出的特征性表现。多发生于45 ~ 55岁，可有轻重不等的表现，有人在绝经过渡期已开始表现出更年期症状，持续到绝经后2 ~ 3年，少数人可持续到绝经后5 ~ 10年症状才有所减轻或消失。

（3）神经、精神症状：①睡眠障碍。表现为入睡困难或睡眠不深等。②注意力不集中。伴随记忆力下降，主要与年龄增长和睡眠障碍有关。③情绪波动大。表现为不能自我控制情绪，更年期妇女常有情绪低落、抑郁，焦虑不安或激动易怒等症状。

吴姐教你看医生

吴姐今年50岁，平常是一个很乐观、开朗的人，跟老伴和儿子的感情很好，一家子经常一起去旅游。但是这两年，家里人都觉得她像变了一个人似的，变得烦躁、焦虑，容易发怒，总是因为一些鸡毛蒜皮的事情跟别人吵起来，而且白天出很多汗，晚上又很难才能入睡。家里人都不理解她，还说她是什么“更年期”“老了”，吴姐听完之后觉得很伤心，自己也不知道为什么变成这样，而且最近两年月经量变得少了，又比之前多来了几天，让她更加难过。吴姐觉得这样不行，就在儿子的陪伴下去看了医生，医生告诉她，这是更年期综合征，出汗多、易怒、烦躁、月经紊乱等都是更年期的表现，还安慰她这样的变化是激素水平的波动导致的，家里人要多陪伴和理解她，平常也要多锻炼，调整生活作息，保持一个良好的心态，多做一点自己感兴趣的事情。

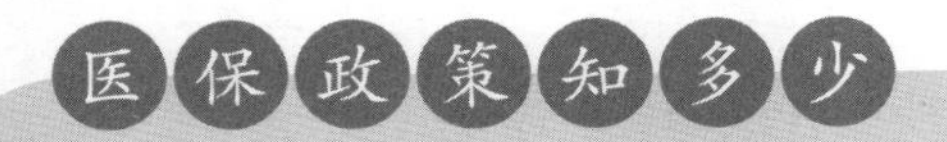

对于更年期综合征的治疗，在药物治疗的基础上，加强综合性心理治疗十分重要。首先应消除各种不良刺激因素，改善精神状态和不良的生活、工作环境，保持良好的心理，必要时可以选用适量镇静药。药物治疗方面，主要是用雌激素和防止骨质疏松的维生素 D，而这两类药物均在医保报销范围内。

目前更年期综合征的治疗并不在新农合特殊慢性病门诊目录范围内，只能按照一般门诊报销标准，即村卫生室及村中心卫生室就诊报销 60%，每次就诊处方药费限额 10 元，卫生院医生临时补液处方药费限额 50 元；镇卫生院就诊报销 40%，每次就诊各项检查费及手术费限额 50 元，处方药费限额 100 元；二级医院就诊报销 30%，每次就诊各项检查费及手术费限额 50

元，处方药费限额200元；三级医院就诊报销20%，每次就诊各项检查费及手术费限额50元，处方药费限额200元。

4. 子宫肌瘤

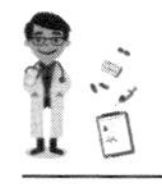

什么是子宫肌瘤

子宫肌瘤是女性生殖器官中最常见的一种良性肿瘤。多数患者无症状，仅在盆腔检查或超声检查时被发现。其症状与肌瘤的生长部位、速度等关系密切。

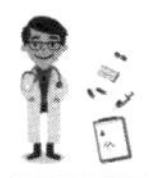

子宫肌瘤有哪些症状

子宫肌瘤常表现为：①子宫出血。以周期性出血多见，可表现为周期缩短、经期延长、经量增多。②腹部包块（巨大子宫肌瘤）及压迫症状（尿频、尿急、排尿不畅、大便不畅、排便后不适感）。

③可有下腹坠胀感、腰背酸痛等痛经表现。如突发急性疼痛应及时去医院就诊，防止浆膜下肌瘤发生蒂扭转。④白带增多，当有血性或脓性白带时，应警惕子宫或宫颈的黏膜下肌瘤发生溃疡、感染、坏死的可能。⑤不孕与流产。⑥贫血。⑦极少数患者可有红细胞增多症、低血糖的表现，目前认为可能与肿瘤有关。

吴姐教你看医生

吴姐今年50岁了，平常来月经很正常，没有痛经，一般来5天就干净了。但是3年前她开始发现自己来月经量变多了，还有血块，来7～9天才干净，还会觉得头晕和乏力。但是吴姐一直没把这件事放在心上，她以为这样的变化是正常的。这几个月以来，她又发现自己的肚子好像在慢慢变大，以为是自己吃多了胖了，但是不久后她又发现每天上好多次厕所，而且每次都是快忍不住的那种。吴姐的心里越来越慌，终于还是去医院看了医生。医生给她做了详细的检查，最后确诊为子宫肌瘤。由于这个子宫肌瘤已经长得比较大，压迫到尿道，还出现月经量过多而引起贫血，加上吴姐已经生育过几个孩子，所以医生建议她做一个子宫切除术。虽然一开始她很犹豫，但是在医生的耐心讲解下，她还是选择做了这个手术，术后她恢复得也很好。

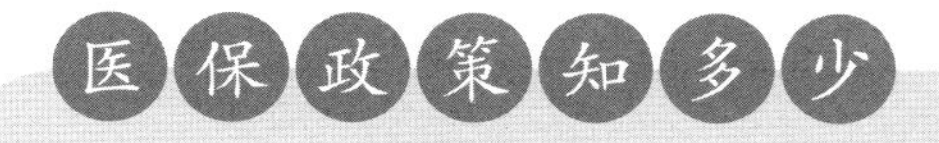

根据资料（《中国初级卫生保健》2019年7月第33卷第7期）显示，子宫肌瘤患者手术费用主要由综合医疗服务费、诊断费、治疗费、药品费、血液和血制品费、耗材费及其他费用组成。其中治疗费、药品费、诊断费和耗材费的占比排前4位。子宫肌瘤患者平均住院费用为13006.4 ± 3202.5元，子宫肌瘤医保患者住院总费用16165.3 ± 1317.02元。以上费用仅供参考，需要结合各地医保政策。

目前子宫肌瘤的治疗并不在新农合特殊疾病门诊目录范围内，只能按照一般门诊报销标准，即村卫生室及村中心卫生室就诊报销60%，每次就诊处方药费限额10元，卫生院医生临时补液处方药费限额50元；镇卫生院就诊报销40%，每次就诊各项检查费及手术费限额50元，处方药费限额100元；二级医院就诊报销30%，每次就诊各项检查费及手术费限额50元，处方药费限额200元；三级医院就诊报销20%，每次就诊各项检查费及手术费限额50元，处方药费限额200元。住院费报销比例为70%左右。

5. 宫颈癌

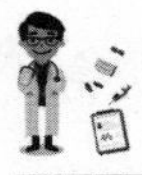

容易导致宫颈癌的高危因素

宫颈癌在女性肿瘤中仅次于乳腺癌和结直肠癌，在发展中国家仅次于乳腺癌。导致其发生的高危因素有以下方面。①性行为：过早开始性生活，有多个性伴侣。②月经及分娩因素：经期卫生差、经期延长、早婚、早育、多产等。③性传播疾病所致的宫颈炎症对宫颈的长期刺激。④吸烟：导致患宫颈鳞癌的风险增加。⑤长期服用口服避孕药：口服避孕药8年以上会导致患宫颈腺癌的风险增加。⑥免疫缺陷与抑制：艾滋病病毒（HIV）感染、器官移植术后长期服用免疫抑制药物。⑦其他病毒感染：疱疹病Ⅱ型（HSV-Ⅱ）、人乳头瘤病毒（HPV）等。大多数的宫颈癌患者中可测出高危型HPV16和18亚型，目前可以通过接种HPV疫苗来预防宫颈癌，在我国获批上市的HPV疫苗有三种，分别为二价、四价、九价HPV疫苗，二价、四价接种年龄为9～45周岁，九价接种年龄为16～26周岁。在年龄符合的前提下，尽早打HPV疫苗可以最大限度预防HPV感染所引发的宫颈癌变。

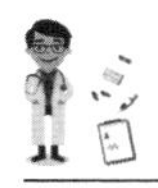

宫颈癌的症状有哪些

宫颈癌的临床表现轻重与病情早晚有关，早期多无症状，一般在普查中发现。一般最早出现的症状主要有阴道出血和阴道排液。①阴道出血：最早表现为接触性出血（性交后或双合诊检查后少量出血）。晚期病灶较大时则表现为大量出血。②阴道排液：最初量少，呈白色或淡黄色，无臭味。逐渐出现排大量米汤样、脓性或脓血性液体，伴恶臭。③晚期症状：可出现尿频、尿急、肛门坠胀、便秘、下腹痛、坐骨神经痛、下肢肿痛、尿毒症甚至恶病质表现（极度消瘦、胃口差、癌性疼痛等）。

吴姐教你看医生

今年45岁的吴姐是村里鞋厂的一名工人。她很早结婚，刚结婚六年里就已经生了四个孩子了。结婚后就在鞋厂干活补贴家用，到现在已经有二十多年了。刚开始工作那会儿，吴姐发现其他工人每天都在厂里吸烟，整个环境都烟雾缭绕的，迫于生计，吴姐一直在这样的环境里面干活，就算是怀孕也照样上班。这天厂里组织了员工体检，医生给吴姐进行妇科检查时发现其阴道里面有很多淡黄色分泌物，检查完以后还发现有少量出血。医生建议吴姐去大医院做更全面的检查，吴姐心里也很害怕，就按照医生的嘱咐前往了医院。经过详细的检查，医生告诉吴姐是宫颈癌早期，要是再拖几年就很麻烦了。确诊之后医生给吴姐做了手术，手术之后她恢复得很好，很快又回归到正常的生活中了。

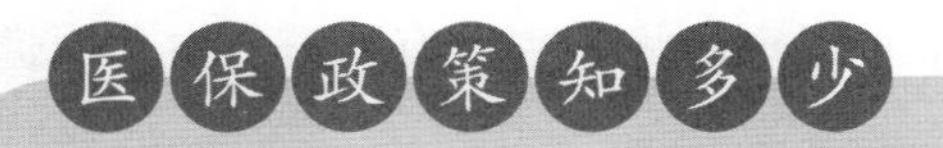

根据资料（《中国病案》2019年第20卷第10期）显示，宫颈癌患者平均住院费用2016年为21014.03元，2017年为23624.94元，2018年为26011.20元。费用结构中非手术治疗费类、手术费类、诊断费类和药品费类占据主要地位。但是由于手术操作方式、住院时间等因素的不同，以及每个地方医保政策的不同，收费标准也是不一样，以上仅供参考。

宫颈癌属于新农合20类重大疾病，新农合大病保险按医疗费用高低分段补偿。参合患者按现行新农合基本医疗保障政策补偿后，个人年度累计负担的合规医疗费用扣减新农合大病保险起付线后，5万元以内部分，补偿比例为50%；5万元以上至10万元部分，补偿比例为60%；10万元以上部分，补偿比例为70%。但是各地具体补偿比例和政策可能会有所不同，具体还是要咨询当地医保局。

6. 不孕不育

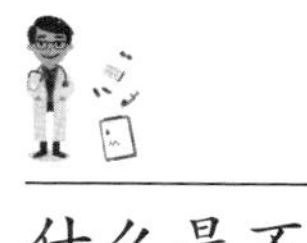

什么是不孕

不孕，是指婚后未避孕、有正常性生活、同居1年而未曾怀孕者。分为原发性不孕和继发性不孕。原发性不孕是指婚后未避孕从未怀孕者；继发性不孕是指曾有过怀孕而后未避孕连续1年不孕者。

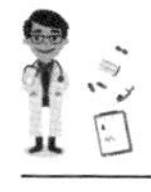

女性不孕的常见因素

女性不孕常见因素有：①输卵管因素（如输卵管炎症、输卵管发育异常等）是不孕症最常见的原因。②排卵障碍（全身性疾病、颅脑病变、卵巢病变等）。③子宫因素（各种原因致孕卵不能着床或着床后早期流产）。④宫颈因素（影响精子的活力和进入宫腔的精子数量）。⑤阴道因素（阴道狭窄、严重阴道炎症等）。⑥免疫因素（抗精子抗体、透明带自身抗体等阻碍精子和卵子的正常结合）。⑦不明原因。例如一对不孕夫妇所检查的各项指标都正常，而不孕原因又无法解释的时候，即诊断为不明原因的不孕症。推测不明原因不孕症的病因可能有以下几方面：不良的宫颈分泌物影响，子宫内膜对早期胚胎的接受性较差，精子和卵子受精能力受损等。

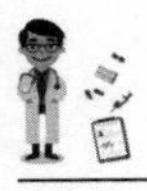

男性不育的常见因素

男性不育常见因素有：①精液异常（无精、少精、弱精等）。②精子运送障碍（阳痿、早泄或炎症）。③免疫因素（抗精子自身抗体等）。④内分泌功能障碍，如甲亢、肾上腺皮质功能亢进、垂体功能减退等。

吴姐教你看医生

吴姐的女儿小芳今年24岁，与城里的小李结了婚，小李的妈妈很想快点抱孙子，经常都叫小芳喝一些“十全大补汤”。日子一天天过去了，转眼间他们两个结婚一年半了，小芳还没怀孕。小李的妈妈很着急，就带着小芳去医院看生殖医学科的医生。医生看见来的只有小李妈妈和小芳，问小李怎么没来，说男方也是需要检查的。小李妈妈听了就不高兴，说自己的儿子怎么可能有问题呢，医生耐心解释说：不孕夫妇中，女方因素占40% ~ 45%，男方因素占25% ~ 40%，夫妻双方共同因素占20% ~ 30%，所以任何一方有问题都可能导致不孕不育。小李妈妈听完之后就理解了，说下次带小李过来检查，这次先给小芳检查。医生给小芳做了全面的检查，如超声检查、激素检查、输卵管通畅度检查等，发现小芳的输卵管有轻度的炎症，就给小芳做了药物治疗和物理治疗，并嘱咐小芳不要焦虑，不要太频繁地喝民间的“十全大补汤”。小芳定时服药、定期复诊，大半年之后就怀孕了。

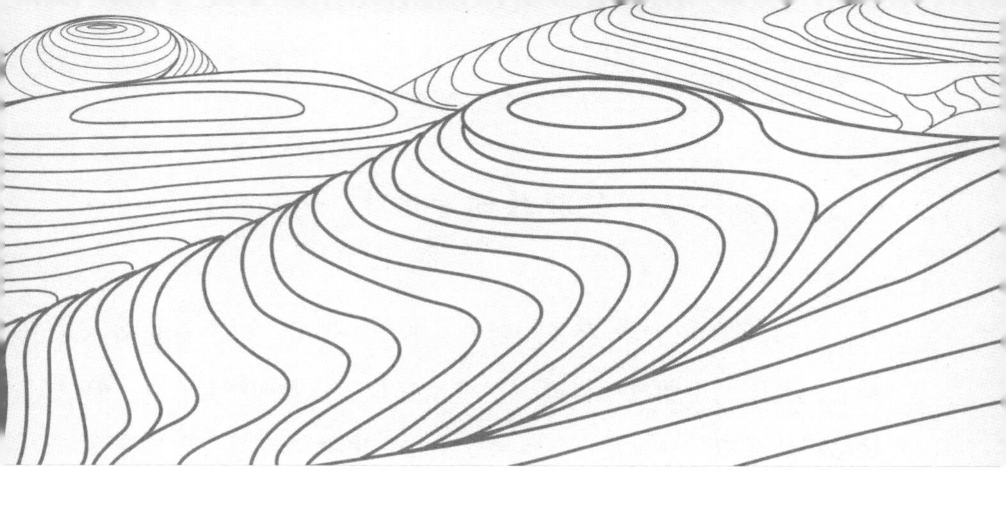

三　农村儿童卫生与保健

1. 儿童营养不良和矮小症

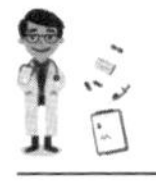

儿童营养不良影响儿童生长发育

儿童营养不良一般都是由于偏食引起的，吃得少、肠道消化吸收能力差或者消耗过多都会造成营养不足。除此之外，暴饮暴食或吃得过饱导致营养过剩也属于营养不良。如果不能长期保持营养均衡的健康饮食，将会导致营养不良。营养不良会影响儿童的生长发育，可表现为身材矮小、消瘦甚至水肿。

吴叔教你看医生

吴叔的孙女已经6岁了，到了上小学的年纪，但是看起来还是和幼儿园的小朋友一样高，隔壁家李叔的孙女同样是6岁，但是已经比吴叔的孙女高了5厘米。吴叔心里很是着急，害怕孙女得了严重的病，于是带着孙女到医院去检查。医生一看，小女孩的脸色有些苍白，身高比同龄人低，体重也比同龄人轻很多，医生问吴叔："你孙女平常在家吃饭吃得多吗？吃饭挑食吗？"吴叔恍然大悟，孙女平常在家吃饭前很爱吃零食，而且很挑食，只喜欢吃蔬菜，鱼、肉、蛋吃得很少，也不怎么爱喝牛奶。医生说这个年纪的小朋友正是身体发育的时期，需要均衡饮食，不能挑食，鱼、肉、蛋、奶都需要适量摄入，饭点前后尽量避免儿童吃过多零食、甜点等，应按时吃饭。同时，家长煮菜时应尽量清淡，同时做得软烂、容易吞咽，有助于儿童的消化吸收。或是尝试更换多种菜品，保证菜品的多样性，保持儿童的新鲜感，提高儿童的食欲。吴叔回去之后按照医生的嘱咐给孙女准备食物，然后试着改变孙女挑食的习惯，一段时间过后，孙女脸色逐渐红润了起来，身高也和隔壁家李叔的孙女差不多了，吴叔很是开心。

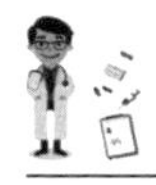

儿童矮小症的原因和治疗措施

儿童期个子长得慢的原因主要是生长发育迟缓，指的是在生长发育过程中出现速度减慢或停止的现象，发病率6％～8％。目前引起生长发育迟缓的原因有以下方面。①遗传因素：父母身材矮小。②孕妇因素：母亲怀孕期间的营养、情绪、药物、接受的辐射、环境等对胎儿的生长发育有很大影响。③营养及分配：儿童的营养供给不充足及营养成分不均衡。④慢性疾病：如慢性感染、慢性肝病、营养不良、先天性心脏病、先天性肾小管疾病等可导致儿童生长发育迟缓。⑤内分泌疾病：如甲状腺功能减退症、垂体性侏儒症、特纳综合征（先天性卵巢发育不全综合征）等。

儿童矮小症治疗措施：

（1）甲状腺功能减退症：可导致患儿身材矮小，并伴智力障碍，及时进行药物治疗即可。

（2）垂体性侏儒症：患儿出生时身长、体重正常，但数个月后躯体生长变缓，多在2～3岁后与同龄儿童差别显著，生长速度极为缓慢，但体态一般匀称，成年后身高不超过130厘米，智力正常，性器官不发育，第二性征缺如。可进行药物治疗或手术治疗。

（3）特纳综合征：因缺乏一条X染色体，又称为先天性卵巢发育不全综合征。主要表现为身材矮小，身高一般不超过150厘米，可伴轻度智力障碍，闭经，有特殊面容，第二性征不发育。

（4）其他如软骨营养不良，糖原累积症及黏多糖贮积症等也可导致生长发育迟缓，前者为常染色体显性遗传性疾病，目前无特殊的治疗手段；后两种为酶缺乏引起，可针对病因治疗。

在儿童发育过程中，家长需密切关注儿童的发育如智力、身高、体重、第二性征等情况，及时发现问题并及时就诊。现在市场上有吹嘘说打"生长激素"可促进儿童长高，一般来说，人体内的"生长激素"是可以满足自身的需要的，一般只有患有垂体性侏儒症的患者，或者确诊生长发育迟缓，远低于正常同龄儿童的身高时才需借用外源性的"生长激素"来治病。一句话，有病才需要治，不是所有的矮个子都需要打"生长激素"。

吴叔教你看医生

吴叔最近看到"袖珍姑娘"创业的故事，很受震撼，同时又很好奇是什么原因导致"袖珍姑娘"身材矮小，于是他咨询了他的一个医生朋友。医生朋友告诉吴叔：这是原发性垂体性侏儒症，发生的原因还不太清楚。男女发病比例为2～4 ： 1。"袖珍姑娘"大多是患了垂体性侏儒症。其主要表现有四个特征：①躯体生长迟缓。患儿在出生时体重、身长均在正常范围内，多在1岁以后出现生长发育迟缓，以后生长缓慢逐年显著，到16～18岁时仍停滞于幼儿期身材，身高往往在130厘米以下。躯体上、下部量的比例与实际年龄相称，即身材呈均匀性矮小，四肢及手、足相应较小。②骨龄较年龄明显延迟。③性器官不发育及第二性征缺乏。在应发育年龄以上的病人常不发育，男性无腋毛、阴毛、胡须，睾丸、阴茎、前列腺不发育；女性无月经，乳房、臀部、卵巢、子宫、外阴不发育。④智力可与年龄相称。吴叔又学到了新的知识。

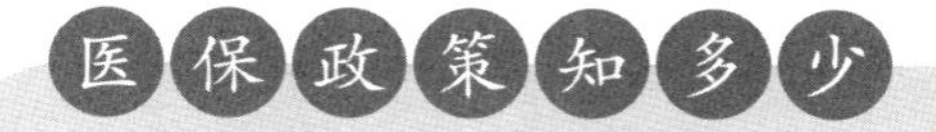

《广东省基本医疗保险、工伤保险和生育保险药品目录（2022年版）》规定，将伊马替尼口服常释剂型、人生长激素（重组人生长激素）注射剂等治疗儿童血液病、恶性肿瘤、儿童原发性生长激素缺乏症等重大疾病治疗药物纳入医保支付范围。

目前儿童营养不良和矮小症的治疗并不在新农合特殊疾病门诊目录范围内，只能按照一般门诊报销标准，即村卫生室及村中心卫生室就诊报销60%，每次就诊处方药费限额10元，卫生院医生临时补液处方药费限额50元；镇卫生院就诊报销40%，每次就诊各项检查费及手术费限额50元，处方药费限额100元；二级医院就诊报销30%，每次就诊各项检查费及手术费限额50元，处方药费限额200元；三级医院就诊报销20%，每次就诊各项检查费及手术费限额50元，处方药费限额200元。对住院费报销比例为70%左右。

2. 儿童发热

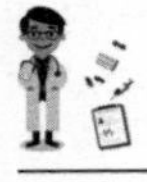

对发热的儿童要积极查明原因，有针对性地治疗

发热是指体温超过正常范围高限（36 ℃ ~ 37.3 ℃），是儿童十分常见的一种症状。腋表（腋窝体温）如超过37.4 ℃可认为是发热。在多数情况下，发热是身体对抗病原体的一种保护性反应，是人体正在发动免疫系统抵抗感染的一个过程。体温的高低与疾病的轻重不一定是一致的，但发热过高或长期发热可影响机体各种调节功能，从而影响儿童的身体健康。因此，对确认发热的儿童，应积极查明原因，针对病因进行治疗。

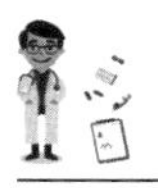

儿童发热的常见病因

细菌、病毒感染
周围环境温度过高（如穿得太多）
接种疫苗后
术后感染
水分摄入不足或流失过多

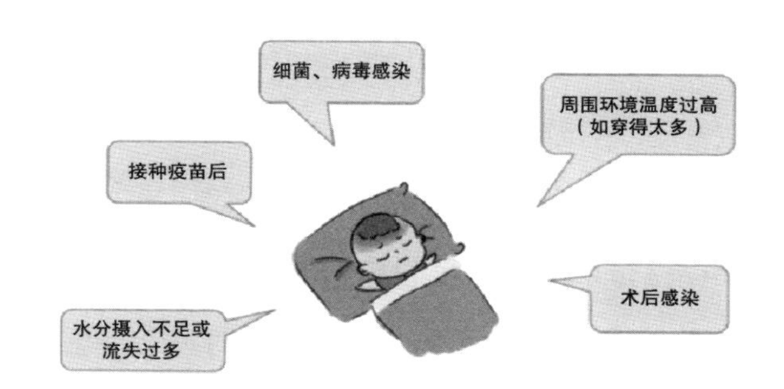

儿童的正常体温可以受性别、年龄、昼夜及季节变化、饮食、哭闹、气温以及衣被的厚薄等因素影响有一定范围的波动。体温稍有升高，并不一定有病理意义。在儿童体温升高时，要注意观察患儿的神态和举止。体温在 38 ℃，神情呆滞的孩子，和体温在 40 ℃，但仍然顽皮的孩子相比，前者更值得关注。而机体抵抗力低的儿童，纵使患了严重的疾病，很可能也不会发热。

因此，广大的家长朋友们在面对自家孩子发热时，应当注意：①发热只是疾病的一种表现，而不是一种独立的疾病。因此，对儿童发热不能单纯地退热，而应该及时就诊，积极寻找发热的原因，治疗原发病。②高热持续不退的患儿，尤其既往有高热抽搐史的患儿和高热伴极度烦躁的患儿，需及时就医。

吴叔教你看医生

天气转凉，吴叔的孙女晚上睡觉着凉了，第二天醒来之后有些咳嗽、咳痰，不想吃饭，精神不好，第三天孙女的状态更差了，而且身上发烫，吴叔给孙女量了体温，发现体温急剧上升到39 ℃，于是赶紧给孙女温水擦浴，额头放一些冰袋，但都没有明显好转，下午孙女体温依旧很高，吴叔慌忙把孙女带去医院看病。医生给吴叔的孙女抽血，做了检查，发现吴叔的孙女白细胞计数很高。医生说很可能是受凉然后导致上呼吸道感染。医生对吴叔说，现在需要立刻退热，同时进行抗感染治疗。医生给吴叔的孙女开了退烧药和抗生素，嘱咐吴叔要多给孙女喝水，同时补充营养。吴叔回家后，依照医嘱给孙女喂药，过了三天孙女的病就明显好转，不发烧了，也不咳嗽了，吴叔心里的大石头可算是落了下来。

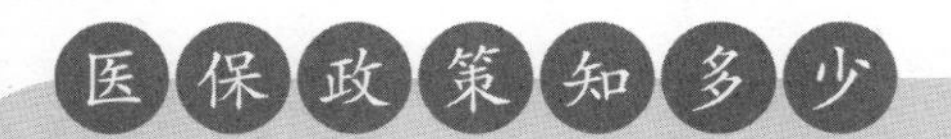

《广东省基本医疗保险、工伤保险和生育保险药品目录（2022年版）》，增加了小儿感冒颗粒、小儿感冒退热糖浆、小儿退热合剂、小儿保安丸等儿童常见病治疗药品，更好地满足少年儿童的就医用药需求。

一般的儿童发热只能按照一般门诊报销标准，即村卫生室及村中心卫生室就诊报销60%，每次就诊处方药费限额10元，卫生院医生临时补液处方药费限额50元；镇卫生院就诊报销40%，每次就诊各项检查费及手术费限额50元，处方药费限额100元；二级医院就诊报销30%，每次就诊各项检查费及手术费限额50元，处方药费限额200元；三级医院就诊报销20%，每次就诊各项检查费及手术费限额50元，处方药费限额200元。住院费报销比例为70%左右。

3. 儿童腹泻

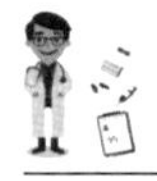

儿童腹泻的病因和特点

儿童腹泻的主要特点为大便次数增多（一天3次以上）和性状改变（水样便、黏液脓血便等），可伴有发热、呕吐、腹痛等表现。可由病毒、细菌、寄生虫、真菌等引起。肠道外感染（非肠道感染）、滥用抗生素所致的肠道菌群紊乱、过敏、喂养不当及气候因素也可致病，是2岁以下婴幼儿的常见病。

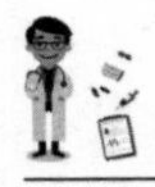

如何治疗儿童腹泻

治疗原则：如病情较轻可继续进食，合理调配，维持营养；如病情较重应立即送往医院就诊。

饮食治疗：①继续母乳喂养，鼓励进食。②非母乳喂养婴幼儿年龄大于6个月者给予平日习惯的日常饮食（如粥、面条、烂饭等，可给一些新鲜水果汁或水果以补充钾），避免喂养不易消化食物。③腹泻严重或呕吐严重者，可暂禁食4 ~ 6小时，但不应禁水。禁食时间不应超过6小时，应尽早恢复饮食。

吴叔教你看医生

秋天到了，天气逐渐寒冷起来，吴叔的孙子今年一岁半了，最近总是拉肚子，精神状态差，伴有发烧、呕吐和腹痛，大便次数增多，一天可以有近十次大便，排泄物多为水样或黄绿色蛋花样稀便，并出现轻微脱水症状。吴叔赶紧带孙子去医院看病。医生做了粪便检查，大便镜检发现少量的白细胞，病毒检查发现了大量的轮状病毒。医生说吴叔的孙子得了轮状病毒肠炎，这个病高发于秋冬季节，主要发生于5岁以下儿童，尤其是6个月至3岁的婴幼儿，潜伏期一般为1 ~ 3天，有一定的传染性，起病突然，排便每日3 ~ 10次。排便急且量多，粪质呈黄绿色或浅绿色的稀薄水样或蛋花样，偶有黏液，无脓血。在病初1 ~ 2天常伴有呕吐、发热，且多伴有上呼吸道感染的症状。医生对吴叔的孙子进行输液治疗，并告诉吴叔这个病是自限性疾病，目前没有特效的治疗方法，治疗主要在于补液以防止脱水及电解质紊乱等，而非快速止泻。医生嘱咐吴叔回去之后调整饮食，继续食用已经习惯的日常食物，由少到多，由稀到稠，少量多次喂养，并且要居家隔离10天。吴叔按照医生的嘱咐做了，孙子的病过几天就好了。

4. 儿童咳嗽

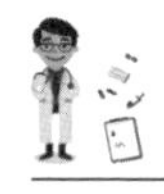

儿童咳嗽的常见病因

咳嗽常常是呼吸道感染性疾病（肺炎、支气管炎、上呼吸道感染等）、非呼吸道感染性疾病和全身性疾病的表现之一。咳嗽是一种保护性反射。因为小儿的呼吸道对各种刺激物（呼吸道分泌物、异物、有刺激性的气体和气味）都非常敏感，容易引起咳嗽，咳嗽可帮助清洁呼吸道，保持呼吸道通畅。小儿咳嗽根据病程可分为急性咳嗽（病程少于2周）和慢性咳嗽（病程持续超过4周）。

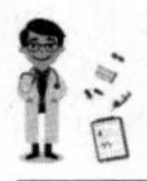

不同类型的儿童咳嗽的表现及治疗

（1）急性咳嗽一般见于急性呼吸道感染，一般咳嗽较轻，伴有流涕打喷嚏、嗓子发红并能看到滤泡，也可有精神不佳、胃口稍差等表现，一般可自行痊愈，一周左右可以好转，如较长时间未有好转则需医院就诊。

（2）如果出现声音嘶哑或像狗的叫声一样的咳嗽，甚至呼吸困难，且夜间加重，有可能是急性喉炎所致，应及时到医院就诊。

（3）如患儿突然出现剧烈呛咳后反复的阵发性咳嗽，并伴有呼吸困难等表现，应考虑气管有异物堵塞的可能。需及时拨打急救电话同时采取急救措施。

（4）如患儿咳嗽稍重，伴有黏痰、喘、口唇发紫、呼吸加速、发热、精神不振或哭闹不安、食欲降低，则应注意肺炎的可能，应及时到医院就诊进行抗感染治疗，以免进一步延误或加重病情，如感染较重可危及生命。

（5）咳嗽时有黏痰，伴有喘息较重，呼吸时嗓子有喉鸣或丝丝响声，呼气性呼吸困难，则多见于毛细支气管炎或儿童哮喘，应及时到医院就诊。

吴叔教你看医生

秋天，吴叔的孙女整天有些咳嗽、咳痰，不想吃饭，精神不好，到了夜里睡觉的时候还身上发烫，吴叔给孙女量了体温，发现体温急剧上升到了39 ℃，于是赶紧给孙女喝了一包退烧药，体温逐渐降了下来，吴叔就哄孙女睡觉了。第二天吴叔的孙女体温依旧很高，并且吴叔发现孙女咳出来的痰是铁锈色的，还有一些呼吸急促，吴叔赶紧带孙女去了医院。医生给吴叔的孙女抽血，做了检查，听诊肺部发现有湿啰音，血常规白细胞计数很高。医生说吴叔的孙女很可能患了大叶性肺炎。医生对吴叔说，现在需要立刻退热，同时抗细菌感染。医生给吴叔的孙女开了退热口服液、止咳化痰颗粒和抗生素，嘱咐吴叔要多给孙女喝水，同时补充营养。吴叔回家后，依照医嘱给孙女吃药，孙女的病情明显好转，不发烧了，也不咳嗽咳痰了。

5. 儿童烧伤、烫伤

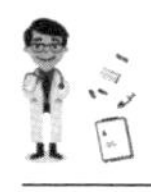

农村地区儿童烧伤、烫伤常见原因

儿童烧伤、烫伤是指12岁以下的儿童受热力（火焰、热水、蒸气及高温固体）、电能、放射能和化学物质等作用引起的损伤。以火焰烧伤、开水和稀饭烫伤为多见。

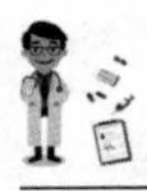

烧伤、烫伤急救措施

急救措施：

（1）烫伤后应立即把烫伤部位浸入洁净的冷水中。烫伤后愈早用冷水浸泡，效果愈佳；水温越低效果越好，但不能低于 -6 ℃。用冷水浸泡时间一般应持续半个小时以上。这样经及时散热可减轻疼痛或烫伤程度。

（2）烫伤不严重（指烫伤表皮发红并未起泡），一般可在家中先做处理。用冷开水（或淡盐水）冲洗清洁创面。对出现在四肢和躯干上的创面，可涂上紫草油或烫伤药膏，外用纱布包敷即可。

（3）烫伤严重者应立即去医院处理。

（4）开水烫伤后，用开水把纯碱化开，化开后用凉水把碱水兑凉，然后把患处浸泡30分钟以上，时间越长越好。

注意事项：

（1）如患儿发烧，局部疼痛加重、流脓，说明创面已感染发炎，应请医生处理。

（2）对于严重的各种烫伤，特别是头、面、颈部，应尽快送医院救治。

（3）头、面、颈部的轻度烫伤，经过清洁创面涂药后，不必包扎，以加快创面复原。

吴叔教你看医生

吴叔在院子里和朋友们下象棋，孙女一个人在客厅里面玩，忽然“哇”的一声，孙女大哭起来，吴叔跑进客厅，发现孙女碰倒了自己的保温壶，里面的热水流到了孙女的手上，孙女手背上烫红了一片，没有水疱。吴叔赶紧拿开了保温壶，抱起孙女。吴叔忽然想起儿子给自己转发的一篇关于烫伤处理的文章。于是用自来水冲洗孙女烫伤的手背，冲洗了20分钟，孙女疼痛感减轻了不少。然后吴叔拿出家里的烫伤膏给孙女涂抹，并且拿出纱布包裹好伤口。吴叔还是不放心，就带着孙女去社区医院看看，医生说吴叔的做法很正确。

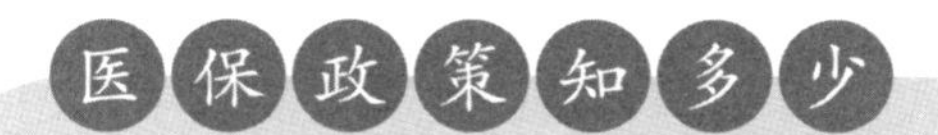

烧伤住院治疗属于农村合作医疗的报销范畴。但是烧伤后的整容、整形手术治疗不属于医保报销范畴。

6. 儿童溺水和气管异物

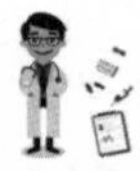

儿童溺水的急救措施

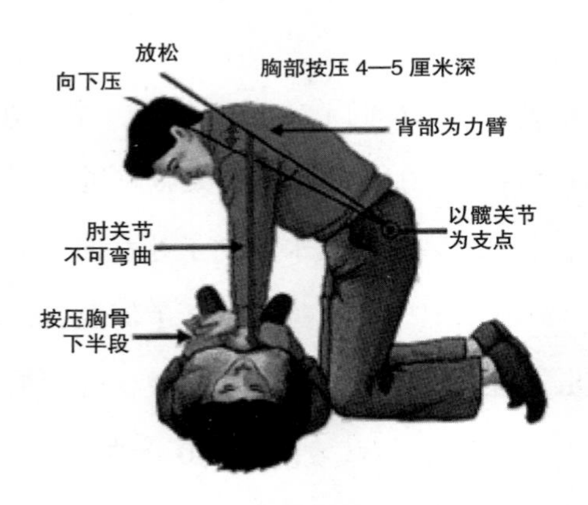

溺水是人淹没于水或其他液体中并受到伤害的状况。最终可造成呼吸停止和心脏停搏而死亡。儿童发生溺水时，不一定能够拼命拍水或大喊，反而往往是无声且短暂的。

治疗措施：首先找到淹溺的患儿，将其救上岸，有心肺复苏经验者可对心跳呼吸停止者在现场进行心肺复苏。无心肺复苏经验者可电话求助救护站，在电话指导下进行复苏。

胸外心脏按压动作要领如图所示，按压频率100 ~ 120次 / 分，按压深度5厘米，每进行30次按压需口对口人工呼吸2次，人工呼吸前应清除溺水儿童口腔内异物，保持气道通畅。如此操作5个循环后评估儿童溺水的情况。若儿童呼吸心跳未恢复，继续重复以上操作，等待医务人员到来。其中按压过程中力度要适当，避免损伤肋骨、胸骨及其他器官。

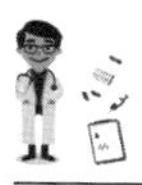

食物卡喉的急救措施

儿童因无法分辨可食用和不可食用的物品，所以，当家人不在身旁时，经常会误食，或者食物呛到气管（支气管异物），可引起窒息缺氧。吸入异物时，家属或未目睹，儿童又不能自诉经过，如不能及时救治，危重的可能危及生命。当儿童发生此种情况时，家长们一定不能抱侥幸的心理，决不能自行服用其他物品自救，以免引起其他损伤，一定要第一时间拨打急救电话，尽量不要让儿童平躺着，并使用海姆立克急救手法（海氏手技）进行施救。

具体做法：对于幼儿，可将其的两只脚倒提起来，使幼儿的头部朝下，轻轻拍打幼儿的背部，促使幼儿将异物吐出来。对于较大的儿童，则可用大拇指顶住儿童的胸廓下部分的凹陷处，施以短促有力的撞击。再次，让儿童身体略前倾，然后将双臂分别

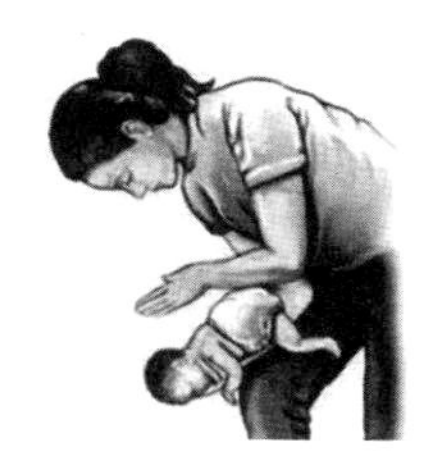

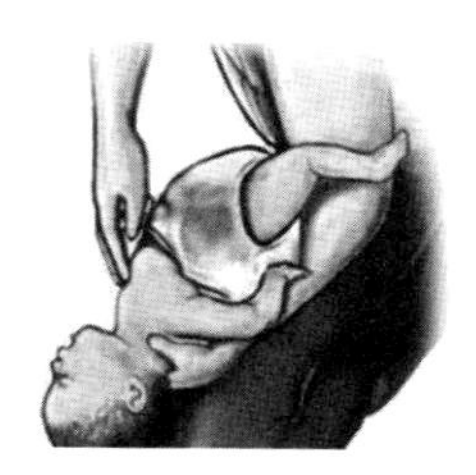

从两腋下前伸并环抱，左手握拳，右手从前方握住左手手腕，使左拳虎口贴在胸部下方，肚脐上方的上腹部中央，形成“合围”之势，然后突然用力收紧双臂，用左拳虎口向患者上腹部内上方猛烈施压，迫使其上腹部下陷，施压完毕后立即放松手臂，然后再重复操作，直到异物被排出。

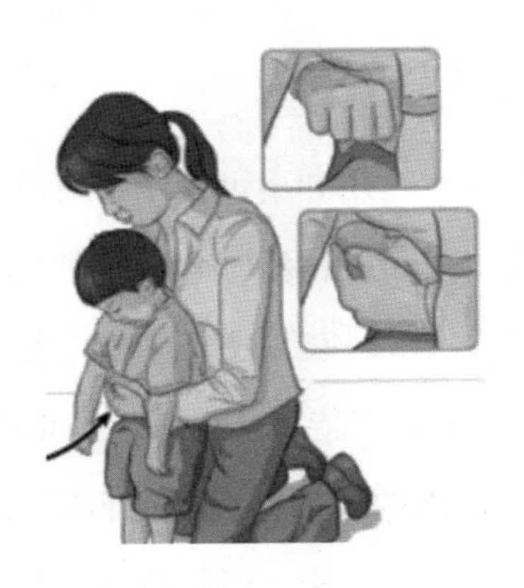

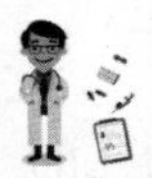

如何预防食物卡喉的情况发生

①吃东西时，一定要切成小块，去核，甚至弄碎；吃一些容易卡喉的食物时要特别小心，比如龙眼、花生、瓜子、葡萄、爆米花、硬的或黏的糖果、果冻等，或者尽量避免食用。②吃东西的时候最好安静地坐着吃，不要边走边吃，更不能边玩边吃。③吃东西的时候不要说话，不要笑。④当儿童身边环境有大量玩具和异物时，要密切注意，避免误食。

吴叔教你看医生

吴叔在小吃摊吃东西的时候，发现隔壁桌一个小男孩在吃花生米，忽然小男孩开始剧烈咳嗽，呼吸困难，脸色嘴唇逐渐发紫。小男孩把花生误吸入气管里了，情急之下小男孩的家长一直想从小男孩嘴里把花生抠出来，但这是错误的方法。吴叔急忙上前制止小男孩家长，自己抱住小男孩让其身体略前倾，然后将双臂分别从两腋下前伸，左手握拳，右手从前方握住左手手腕，使左拳虎口贴在胸部下方，肚脐上方的上腹部中央，用力收紧双臂，用左拳虎口向上腹部内上方猛烈施压，重复操作了几次之后，小男孩终于把花生吐了出来。吴叔对孩子的家长说，遇到这种气管异物的时候，用错误的施救手法可能会使病情更严重，作为家长一定要学会海姆立克急救手法，避免悲剧的发生。

7. 儿童食物中毒

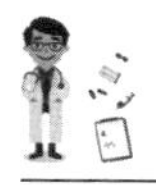

儿童食物中毒的危害

儿童天性活泼好动，好奇心强，故临床中经常遇到儿童因误服各种食物、药物或其他有害物质引起食物中毒的案例。农村地区卫生条件相对较差，食物储存手段落后及食品安全意识薄弱，加之对儿童监护不到位，很容易发生食物中毒事件，甚至酿成悲剧。

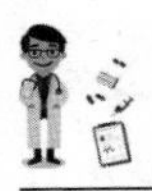

儿童食物或其他中毒事件处理方法

（1）如为误服药物或食物中毒者，立即催吐、灌肠。如为接触药物或动植物中毒者，需要立即清洗局部，脱离现场，呼吸新鲜空气及吸氧。

（2）先口服牛奶、蛋清等包裹毒物延缓毒物的吸收。然后应用解毒药物，延缓毒物吸收。再适当对症治疗后送往附近医院做进一步抢救。

（3）若为误服某些有害物质或强酸、强碱性物质，切勿使用催吐、酸碱中和的方法，应立即送往当地医院就诊。

吴叔教你看医生

吴叔家附近的小学最近陆续有寄宿的小学生出现了呕吐、头晕、发烧、水样腹泻等症状，被送到医院住院治疗，出现症状的学生们当晚均在学校食堂就餐，医院表示这是食用受到污染的食物导致的细菌性食物中毒。疾控中心怀疑是学校的食物在高温高湿的环境变质滋生细菌，进而导致了食物中毒的事件。

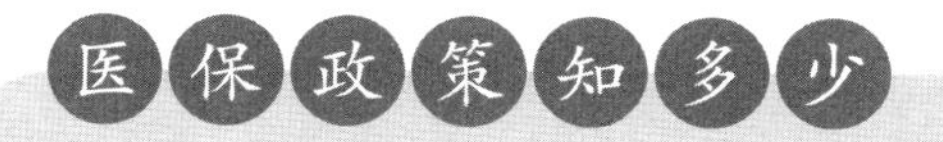

食物中毒引起的治疗费用一般是可以通过医疗保险来报销一定的费用的，但是可报销的比例根据医疗保险的各项规定有所不同。医疗保险用药和非医疗保险用药是有差别的，报销的起付线跟被保人治疗的医院级别也不同。一般 A 类药品可以全部报销；B 类药物只能报销 80%，自己支付 20% 的医药费；C 类药物的费用需要投保人自付。食物中毒不属于 10 项医疗保险不保障的范围，所以能够正常报销。

8. 儿童疫苗接种

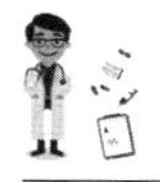

为什么要进行儿童疫苗接种

儿童出生后，从母体带来的抗体逐渐消失，容易感染各种传染病。即使接种过疫苗，经过一定时间后，体内抗体的量也会逐渐下降，需要多次注射疫苗。为了迅速有效地使易感儿童获得牢固的免疫力，科学地安排接种对象和时间，避免重种、漏种，应对儿童开展有计划的免疫接种。

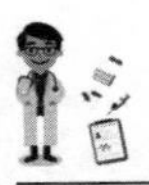

儿童基础免疫

儿童基础免疫是指儿童由出生后开始，根据年龄段、针对不同的儿童常见疾病进行免疫的统称。通常在幼儿出生24小时之内就开始进行基础免疫，直到12岁。因为儿童时期，其免疫力低下，若不进行基础免疫很容易感染传染病病毒，所以在儿童出生开始，就需要对儿童进行基础免疫。

儿童基础免疫时刻表

岁（月）龄	卡介苗	乙肝疫苗	脊灰疫苗	百白破疫苗	麻腮风疫苗	乙脑疫苗	流脑疫苗	甲肝疫苗
出生时	初种	基础 1						
1 月龄		基础 2						
2 月龄			基础 1					
3 月龄			基础 2	基础 1				
4 月龄			基础 3	基础 2				
5 月龄				基础 3				
6 月龄		基础 3					基础 1	
8 月龄					基础 1	基础 1、基础 2		
9 月龄							基础 2	
18 月龄				加强 1	基础 2			基础 1
2 岁						加强 1		基础 2
3 岁							加强 1	

（续上表）

岁（月）龄	卡介苗	乙肝疫苗	脊灰疫苗	百白破疫苗	麻腮风疫苗	乙脑疫苗	流脑疫苗	甲肝疫苗
4 岁			加强					
6 岁				加强 2		加强 2	加强 2	

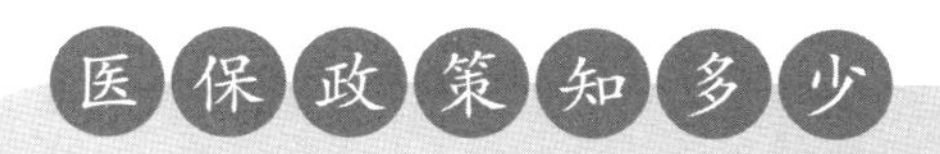

目前疫苗分为两种：免费疫苗和自费疫苗。免费疫苗由国家支付接种费用，如儿童基础免疫时刻表中的疫苗等。自费疫苗由儿童家庭支付接种费用，如流感疫苗、肺炎疫苗、狂犬疫苗等。自费疫苗是预防性药物，不包括在医疗保险报销中，儿童综合医疗保险药物清单不包括自费疫苗，无法报销。

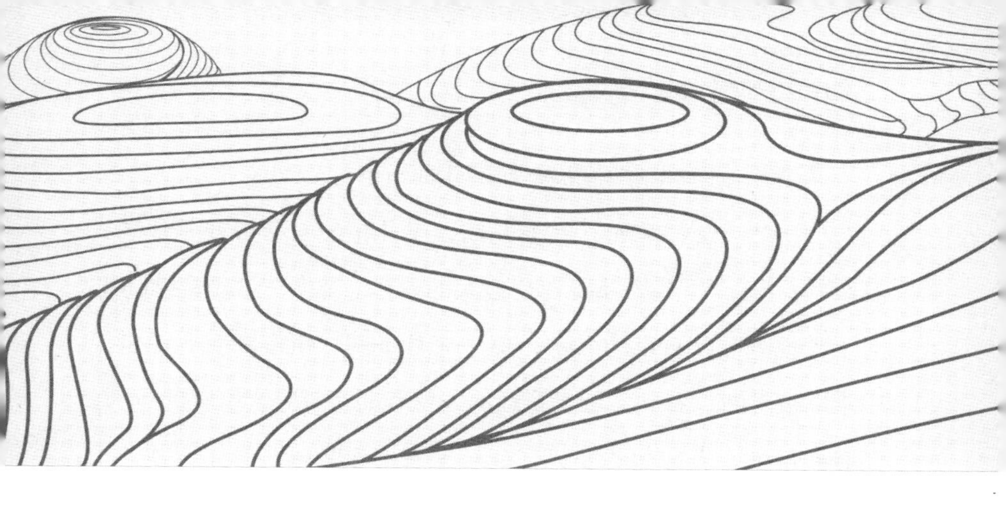

四　农村精神障碍疾病的诊疗和预防

1. 儿童孤独症

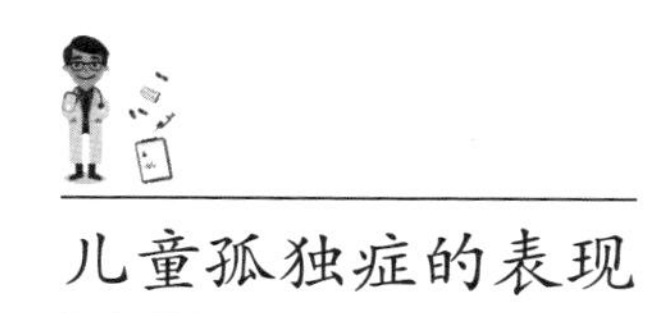

儿童孤独症的表现

儿童孤独症是一种发病于儿童早期的广泛性发育障碍，是世界上患病人数增长较快的病症之一。目前，世界卫生组织（WHO）报告的全球平均患病率为0.62%，相当于每160个儿童中就有一位孤独症儿童。孤独症儿童常被称作“来自星星的孩子”，他们最突出的表现是存在社会交往和语言交流的障碍，同时还可能伴有兴趣、行为、感觉、知觉的异常。

儿童孤独症常见的症状有如下几种情形：

（1）社会交往障碍。在婴儿期，患儿拒绝与父母或其他亲人有眼神交流，对于父母或者其他人的逗乐、亲昵行为缺乏回应；对于其他人呼唤自己的名字，似乎充耳不闻，沉浸在自己的世界中难以被打断；看到父母或亲近的人没有期待与家人亲昵的行为，没有期待被亲人抱起的姿势，或被家人抱起时患儿身体僵硬，不愿与人贴近。

在幼儿时期，患儿缺乏与同龄儿童交往或玩耍的兴趣，并且不能以适当的交友方式与同龄儿童相处，缺乏与同龄儿童建立伙伴关系的能力，不会与朋友分享快乐，遇到不开心的事情或受到外界伤害时也不会向他人寻求安慰。

学龄期后，部分患儿虽愿意与人交往，但交往方式仍存在问题，他们对与人相处中约定俗成的礼仪缺乏理解，对他人情绪反应缺乏体会和共情，不能根据社交场合的不同而相应地调整自己的社交行为，而有一部分智商发育较落后的孤独症患儿，则因病情无法完成学业，无法找到工作，长期需要亲人照料，直至成年后，患者仍缺乏与人交往的兴趣和与其年龄段相符合的社交的技能，不能建立恋爱关系和结婚。

（2）语言交流障碍。有的孤独症患儿终生沉默寡言，有的患儿学说话比别人晚，讲话的内容也比别人少；而且他们对语言的理解和表达能力低下，句子稍微复杂一点，他们难以理解。同时，他们不会主动与人交谈，不会以提问题的方式，运用表情、动作、姿态及音调等与他人交流；有的患儿常重复别人说过的话（模仿言语），或常重复别人以前说过的话（延迟性模仿言语）。

（3）兴趣范围狭窄，行为刻板僵硬。孤独症患儿对一般儿童喜欢的玩具不感兴趣，他们喜欢圆的物品，如瓶盖、杯盖等，常常爱不释手，可连续玩耍很长时间，也迷恋于会转动的东西，如不停地观看正在旋转的吊扇等。同时他们喜欢固定不变的环境，比如要求吃同样的菜，穿同样的衣服，坐同一个位置等。有的孤独症患儿常常有双手上举，左右摇摆、旋转，敲打桌等僵硬行为。

（4）感觉或知觉异常。包括感觉过敏、感觉迟钝和感觉异常，有的孤独症患儿对声、光刺激过敏，有的孤独症患儿对疼痛、寒冷刺激迟钝。

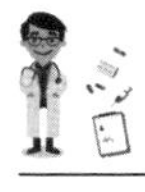

孤独症的防治

（1）怀孕期间，孕妇应注意保持睡眠时间，避免过度劳累，注意调整自身情绪，减少外界因素对孕妇的影响，同时应注意远离毒物，避免对胎儿神经系统造成损伤。

（2）胎儿出生后，监护人应注意为儿童营造良好和谐的家庭氛围，采取正确的抚养方式，保证儿童心理的健康发育；注意增强儿童早期的户外活动，积极带领儿童参加各种游戏活动，加强患儿与外界及同龄小朋友的接触时间，激发患儿对外界的好奇与向往；对儿童的语言、行为、社会交往作出指导，培养患儿语言交流能力，教会患儿日常的自理能力、与周围环境协调的能力等。

小红教你看医生

小红今年5岁了，1岁之前爸爸妈妈抱着小红逗她玩耍时，小红总是面无表情，没有任何回应，当3岁左右别的小朋友每天都叽叽喳喳说个不停时，小红却很少说话，即使是偶尔说话也说不出完整的句子，小红的爸爸妈妈以为是因为小红没有和小伙伴一起玩耍导致的，于是4岁时便把小红送到幼儿园，但进幼儿园后却发现小红并没有和其他小朋友一起玩耍，反而是经常一个人呆呆地坐在边角的座位上。同时小红对爸爸妈妈给她买的玩具一直不予理睬，反倒是喜欢玩弄瓶盖，而且一玩就是一上午。于是爸爸妈妈带着小红到医院检查，并将小红的异常表现详细地告知医生，最终小红被诊断为“孤独症”，于是小红的爸爸妈妈听取了医生的建议，营造了良好的家庭氛围，积极带领小红参加幼儿园的活动，并言传身教，教小红如何和别人交流等，慢慢地小红开始主动与爸爸妈妈聊天，并在幼儿园交到了朋友。

2. 小儿多动症

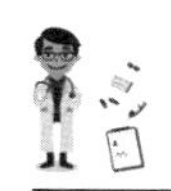

小儿多动症的表现

小儿多动症，又称注意缺陷多动障碍，是儿童期最常见的精神行为障碍之一。小儿多动症起病于儿童时期，部分可持续到青春期甚至成年，患儿以与同龄儿童相比的注意力缺陷、活动过度和情绪冲动、学习困难为主要表现。

（1）注意力缺陷。注意力短暂，易随环境转移；听课不专心，常与同学交头接耳，东张西望或走神、开小差；参加学校日常考试答题时，容易丢三落四，即使在考试时都容易分神，甚至无法按时完成试卷；在家中，做作业拖沓；做事有始无终，不能自始至终地做完一件事。

（2）活动过度。在班级里过分活跃，不服从学校班级的管理，喜欢招惹别人，常与同学吵嘴打架；在家中经常爬高爬低、翻箱倒柜，干扰别人活动。

（3）情绪冲动。自控能力差、情绪不稳定，易激动，易怒、易哭、易冲动，常发脾气，个性倔强、固执、急躁，表现幼稚。

（4）学习困难。患儿由于注意力集中困难，上课不注意听讲，不能全面掌握学习内容，同时自控能力差，上课多动，不能坚持、深入、耐心学习，加上完成老师布置的作业时粗心大意、马虎潦草、边做边玩，考试时又不认真答卷，常看错题、漏题，因而会严重影响学习成绩。他们在学习成绩上的突出表现为抓一抓就上去，不抓紧成绩就下降，成绩忽上忽下、波动很大，长期如此成绩会越来越差，导致不及格甚至留级。

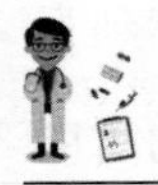

小儿多动症的防治

（1）家庭干预。给患儿提供轻松、平静和自信的生活环境；改变不正确的教养、教育方式如责怪、打骂等；建立良好的亲子关系，细心、耐心地教导患儿，对其正确行为进行表扬，对不良行为进行批评，并要帮助儿童学会预判自己行为的后果，以达到控制冲动行为的目的。

（2）饮食干预。合理的膳食有助于患儿集中注意力，调控情绪，抑制冲动行为，提高患儿解决问题的能力。要避免给患儿吃容易使大脑兴奋的食物，如巧克力、茶、咖啡等以及膨化、煎炸、烧烤等食品；避免给患儿吃含大量添加剂及人工防腐剂的食品；宜合理给患儿进食富含蛋白质、维生素、钙、铁、锌等矿物质的食品，如蔬菜、新鲜水果、动物肝脏、鱼肉、牛奶、粗粮、核桃等。

小红教你看医生

小红今年10岁，刚上小学二年级，但小红的爸爸妈妈却经常接到老师的投诉电话，有时是因为小红上课不专心，总是与同学交头接耳，干扰课堂秩序；有时是因为小红总招惹同学，与同学吵嘴打架；有时则是因为小红没有按时完成作业。平时小红在家时也总是喜欢爬高爬低、翻箱倒柜，一旦被提醒就情绪十分激动，乱发脾气，因此经常被骂。小红的爸爸妈妈也因此十分苦恼，于是到医院寻求帮助。医生说小红得了小儿多动症，并告诉小红的爸爸妈妈平时要多关心孩子，不要经常责怪、打骂孩子，并耐心解释那些不正确行为会导致的后果，同时要配合合理的膳食。遵循医生的建议过了一年之后，小红的爸爸妈妈称收到老师的投诉电话越来越少了，同时小红也逐渐变得听话多了。

3. 精神分裂症

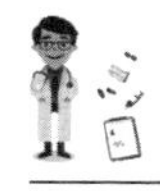

精神分裂症的表现

精神分裂症是常见的慢性重性精神疾病之一，常缓慢起步于青春期后期和成年早期。目前的研究认为，精神分裂症是在家族病史、心理、环境、压力以及疾病等综合作用下造成的结果。患者主要表现为感知觉、思维、情感和行为等方面产生障碍以及基本个性发生改变等，同时该病易迁延不愈、症状反复，晚期严重时甚至造成精神衰退、精神残疾等，给家庭及社会带来沉重负担。

记忆力差
无故哭泣
产生幻觉
粗口骂人
无缘无故大笑
暴力伤害

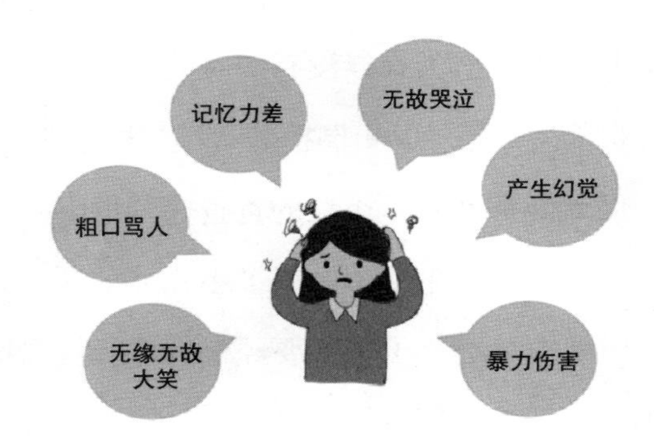

精神分裂症主要有以下症状：

（1）感知觉障碍。主要表现为出现幻觉，患者可看到、听到、闻到、感觉到并不存在的事物，以言语性幻听最为多见，往往是一些使患者不愉快、具有恐吓性的内容。

（2）思维障碍。包括思维形式障碍和思维内容障碍。思维形式障碍可表现为思维贫乏，即患者感觉自己脑子空洞无物，没有什么东西可想，也可表现为思维中断，即患者说话时突然停顿，片刻后又重新说话，但所说内容与原来的话题不符等；思维内容障碍主要表现为妄想，最常出现的妄想有被害妄想、关系妄想、影响妄想、嫉妒妄想、夸大妄想、非血统妄想等。据估计，高达

80% 的精神分裂症患者存在被害妄想，被害妄想可以表现为不同程度的不安全感，如被监视、被排斥、担心被投药或被谋杀等，在妄想影响下患者会做出防御或攻击性行为。

（3）情感障碍。情感淡漠及情感反应不协调是精神分裂症患者最常见的情感症状。此外，易发怒、抑郁及焦虑等情感症状也较常见。

（4）行为异常。患者的行为变得混乱，如极度地激动，无缘无故地大喊大叫，好像完全被别人控制。

（5）基本个性明显改变。大多数患者有精神运动内向性倾向，逐渐加重，可表现为孤僻、退缩、主动性极差等。例如原为天真活泼、待人热情变得冷淡不合群；既往讲卫生爱清洁，后变得懒散、被动，甚至生活不能自理；有的患者个性变得古怪，喜欢独自关在房间里不许外人或者父母入内。

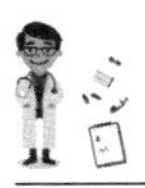

精神分裂症的防治

（1）心理干预。给患者提供良好的休息环境，维持规律的作息时间；对患者给予一定的耐心与关怀，时常与其进行沟通，疏导患者的负面情绪；对患者的个人意愿予以支持，通过激励疗法使患者认识到自身的价值；同时可以培养患者在音乐、舞蹈、绘画等方面的能力，组织丰富多彩的生活内容及适当的社会活动，加强患者与现实中的联系，保持患者对生活的热情。

（2）药物干预。药物是治疗精神分裂症最有效的方法，对精神分裂症患者施用个体化、有针对性的药物进行治疗。目前治疗精神分裂症的药物主要分为两类：第一代抗精神病药物和第二代抗精神病药物。第一代抗精神病药物主要有舒必利、氯丙嗪、奋乃静等，第二代抗精神病药物使用后出现不良反应症状较少且较轻，是目前临床使用的主流药物，包括奥氮平、喹硫平、利培酮、齐拉西酮、阿立哌唑、氯氮平等。对于存在明显幻觉、妄想的患者建议使用奥氮平、利培酮、阿立哌唑，尤其是利培酮可明显改善患者临床症状，安全性相对较高，不会轻易导致糖脂代谢紊乱，吸收速度较快，效果较为稳定。

小红教你看医生

小红今年28岁，她的同卵双胞胎姐姐患有精神分裂症，自1年前因车祸失去丈夫后，小红经常将自己锁在家中独处，个人卫生也不讲究，在家还经常乱扔东西，当家人去探望她时，她经常将家人拒之门外，还说自己经常听到有人骂她，不能随便让外人进来，自己会被谋杀的。于是小红的家人十分担忧，便带着小红去医院就诊，被诊断为精神分裂症。此后，小红的家人们便搬来和小红一起居住，并每天耐心与小红聊天，疏导小红的负面情绪，同时也经常带着小红参加社会活动，平时监督小红按医嘱吃药，小红的症状慢慢有了改善。

4. 癔症

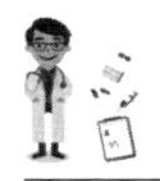

癔症的表现

癔症，也称歇斯底里症、分离转换性障碍，是一种常见的精神障碍。是由精神因素例如某些不愉快的生活事件为诱发因素，导致患者存在内心冲突，不断接受别人暗示或自我诱导暗示，进而引起相关症状的发作。患者女性多于男性，农村多于城市。癔症的临床症状多种多样，主要可分为分离性症状和转换性症状两种，症状的发作与消失可因暗示而引起，并具有一定反复性发作的特点。其中，分离性症状指患者因神志不清而出现的精神症状，主要症状有以下这些：

（1）情感爆发。患者在精神因素作用下，突然精神失常，如无故哭笑、狂怒、叫喊、打人、打自己、毁物等。有时表现出委屈、悲伤、痛哭流涕，或突然兴高采烈、手舞足蹈，并且常伴有幼稚、做作、撒娇或演戏样的动作表现。

（2）意识障碍。有的患者表现为昏睡状态，呼之不应，推之不动，四肢发硬，僵卧于床，仅见眼睑颤动。有的则表现为意识朦胧，情感丰富，表情生动，行为夸张，富于表演色彩，谈话常以歌谣式，说出内容多与精神创伤有关。有时还有假性痴呆的表现，给人傻呆幼稚的感觉。

（3）遗忘。患者表现为突然不能回忆起既往的个人经历，所遗忘内容一般都是围绕不愉快生活事件，甚至否认既往的生活和身份，并且这一遗忘的表现不能用目前的医学检查手段得到的结果来解释，持续时间可长可短。

（4）神游症。患者表现为不仅记忆丧失，而且从原地出走，被人发现后，则否认全部经历，甚至否认自己的身份。

转换性症状则指患者躯体的功能障碍。具体可表现为抽搐、瘫痪、感觉缺失（如弱视、失明、耳聋或感觉过敏，如轻微地触摸即可引起剧烈的疼痛）。

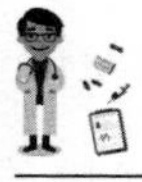

癔症的防治

（1）心理干预。充分尊重患者，不能对患者的病症表现予以嘲笑与讽刺，并对患者言行与情绪的表现采取理解与接纳态度。鼓励患者释放、表达及发泄其平时压抑的负面情绪，在患者释放情绪的过程应给予耐心倾听。引导患者正确认识和对待致病的精神因素，认识自身疾病的性质，帮助患者分析其自身的性格特点和个性存在的缺陷，与患者探讨改善的方法与途径，纠正患者对自身与环境的不正确认知，指导患者学习新的应对技巧，增强适应能力。

（2）生活干预。首先，需要保证患者的正常休息与睡眠；其次，需要让患者补充充足的水分与营养物质。安排患者适当地参加体力劳动、体育锻炼及娱乐活动，提升其生活兴趣，转移患者对癔症症状的自我关注，降低不良自我暗示所带来的影响；对于存在情感爆发与癔症痉挛震颤、发作、抽动及阵挛的患者，需要安排专门的护理人员进行看护，避免发生自伤与伤人的行为情况；需要加强对癔症性的神游患者的看护，预防走失情况发生。

小红教你看医生

小红是名高二女学生，她在班里十分活跃，有时为了引起同学的注意，便肆无忌惮地在班里进行戏剧性表演，哭笑唱作，样样都有。她的情感变化也十分频繁，同学的一句夸奖可以使她兴高采烈、手舞足蹈，一句不好的评价会使她痛哭流涕、萎靡不振，有时还会狂怒甚至打人，但很快她就会完全忘了那些不好的评价，恢复正常。同学们都觉得她是个奇怪的人，也经常在背后议论她。小红的爸爸妈妈知道后，便带着小红去看医生，医生说小红这是得了癔症，后来通过积极的心理治疗和生活干预，小红癔症发作的次数逐渐减少，慢慢地学会了控制自己的情绪。

5. 抑郁症

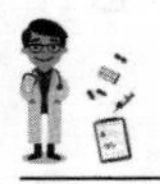

抑郁症的表现

抑郁症是一种常见的特殊的精神性疾病，其发生往往与社会环境、心理和生物等因素有关，具有高患病率、高疾病负担、高复发率、高致残率和高自杀率的特征。青少年是抑郁症的高发群体，其表现可分为情感症状、心理症状和躯体症状。长期的抑郁症会严重损害患者的整体功能，影响患者的身体健康和工作、学习与社会交往功能。

（1）情感症状。主要表现为情绪低落和兴趣减退，情绪低落与其处境并不相称，早期表现为闷闷不乐，随着病情的进展可感觉到悲痛欲绝、自卑抑制，甚至悲观厌世，有自杀企图或行为。兴趣减退表现为对各种以前喜爱的活动缺乏兴趣，如文娱活动、体育活动、业余爱好等。典型者对任何事情无论好与坏都缺乏兴趣，离群索居，不愿见人。

（2）心理症状。可表现为思维迟缓，如反应迟钝，思考问题困难，对近期发生的事情记忆能力下降，注意力减退；也可表现为对自己既往的一些轻微过失或错误痛加责备，容易产生内疚感或是罪恶感；严重的抑郁障碍患者还会产生“三无”症状，即感到无用、无助和无望，甚至出现幻觉或妄想等精神病性症状。

（3）躯体症状。超过70%的抑郁症患者伴有躯体症状，其临床表现多种多样，如头痛、疲乏无力、失眠健忘、肌肉紧张、胃肠功能紊乱、食欲不振、体重减轻和各种疼痛（包括头痛、胸痛、背痛、关节痛和肌肉痛等）。

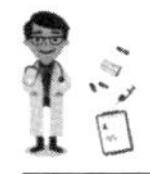

抑郁症的防治

（1）心理干预。与患者进行面对面的沟通和交流，有效了解抑郁症患者的病情及病因，使患者尽可能地认识到自身存在的错误认知和观念，并及时进行纠正，改变患者对自己、他人或事件的看法与态度，帮助患者建立正确的认知观念，进而消除不良的情绪和行为。同时应注意鼓励患者，使患者尽可能地释放内心悲观和消极的情绪。

为患者营造尽量安静的环境，配合舒适的音乐，促进患者进行全身心的放松。

对患者积极开展户外指导，带领患者多到户外进行各项体能运动，养成良好健康的心态，养成健康生活的习惯，利用运动来改善患者的负面情绪。

（2）药物干预。药物治疗是目前控制抑郁症的常用方法。目前临床治疗抑郁症的常见药物有以下几种：选择性5-羟色胺再摄取抑制剂（SSRIs，代表药物有氟西汀、帕罗西汀等）是一线抗抑郁药，虽存在恶心、呕吐或食欲减退等不良反应，但持续时间短，大部分患者可以耐受；5-羟色胺和去甲肾上腺素再摄取抑制剂（SNRIs，代表药物有文拉法辛和度洛西汀），用药后起效快，但可能会出现血压升高、心率加快、口干、多汗、便秘等副作用。去甲肾上腺素和多巴胺再摄取抑制剂（NDRIs，代表性药物有安非他酮）对抑郁症合并躁狂症状的患者疗效佳，但容易引起睡眠障碍，不建议睡前服用。对抑郁症患者进行个体化治疗应根据不同情况采用不同的用药，药物剂量应尽量遵循逐步递增、足量足疗程的治疗原则，治疗期间应密切关注患者的病情变化，联合心理治疗以增加痊愈概率。

小红教你看医生

小红是名高三女学生，3个月前开始整天闷闷不乐、愁眉苦脸、唉声叹气，对以往感兴趣的看剧、跑步等丧失兴趣症状。同时伴有食欲不振、晚上失眠、白天疲乏无力等，还有她觉得自己的脑子没有以前好用了，思考简单的问题也感到困难，记忆力也变差了，经常记不住课本知识和解答不出练习题，她觉得自己考不上大学，对社会没有用处，多次试图自杀但未遂。心理医生说小红这是典型的抑郁症表现，之后小红一直按时服用药物，定期进行心理谈话和治疗，同时身边的人也一直在鼓励和帮助小红，慢慢地小红的病情逐渐好转，再也没有自杀的念头了。

6. 焦虑症

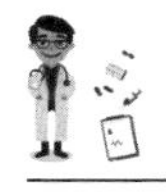

焦虑症的表现

焦虑症是一种以焦虑情绪为主的神经症，随着生活压力的增加，焦虑症的患病率也在不断攀升，可严重影响患者的躯体、心理及社会功能，增加全社会的疾病总负担。焦虑症主要分为慢性焦虑（广泛性焦虑）和急性焦虑（惊恐障碍）两种类型。

（1）慢性焦虑。

情绪症状：患者在现实生活中会出现和实际不相符的担心、紧张以及害怕，其没有明确的原因和对象，患者常常难以自我疏解。

自主神经系统症状：患者会出现口干、面色潮红、气短、胸闷、上腹不适、恶心、胀气、尿频尿急、出汗等症状，对日常生活产生影响。

运动性不安：患者会感觉到烦躁、头痛、心神不宁，很难静下心来做一件事情，常常坐立难安，不能够很好地睡眠和休息。

（2）急性焦虑。

濒死感或失控感：患者突然内心感到极度恐惧，感觉自己快要死亡，并且难以控制自己的行为或者情绪。

自主神经系统症状：患者会产生出汗、全身发抖、呼吸困难以及心慌等症状。

一般情况下，以上症状会延续5 ~ 20分钟，发作时比较突然，患者的意识清晰，能够感觉到自己发生了什么。

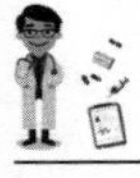

焦虑症的防治

（1）心理干预。目前使用最多的是认知行为疗法，主要包括提供信息、重构认知、暴露疗法、放松训练，具体的操作步骤如下：医生与患者建立良好的关系，向病人解释其病症，增加其治愈的信心；并帮助患者反复暴露在焦虑情绪中，鼓励其正面应对，纠正错误的非理性思维，帮助患者形成正确的思维，同时要注意放松训练，帮助患者集中注意力，降低焦虑水平。

（2）运动干预。焦虑症患者通常具有胆小、不自信、不爱与人交流的特点。参与体育运动不仅能增强患者自信心，提高社会交往能力，缓解紧张感，改善自我感觉，加速大脑疲劳的恢复，还能使患者分散自我忧虑的注意力，从而有效地降低焦虑水平。

（3）药物干预。目前临床治疗焦虑症的常见药物有以下几种：①苯二氮䓬类药物，又称为安定类药物，如劳拉西泮，优点是抗焦虑作用强，起效较快，能明显改善睡眠质量，但很容易对药物形成依赖，长期使用可能会影响患者的记忆力，老年患者使用后还容易出现跌倒的情况。②5-HTIA受体部分激动剂，如丁螺环酮，其优点是镇静作用轻，较少引起运动障碍，无呼吸抑制，对认知功能影响小，但起效相对较慢。③选择性5-羟色胺再摄取抑制剂（SSRIs），如帕罗西汀，既是治疗焦虑症的药物，也是治疗抑郁症的药物，起效快，虽存在恶心、呕吐或食欲减退等不良反应，但持续时间短，大部分患者可以耐受。由于个体差异大，治疗焦虑症应在医生指导下充分结合个人情况选择最合适的药物。

小红教你看医生

小红今年35岁，祖、父辈都为农民的她靠着不懈努力考取了某知名高校的博士，目前就职于某知名公司。最近一年来，可能是工作压力大的原因，小红出现频繁的焦虑，心里经常出现一些莫名的担心和害怕，但又不知道自己在担心和害怕什么。而且还容易发脾气，经常因为一点小事就暴怒；脑子里也经常胡思乱想，坐立难安，很难静下心来完成自己的工作，同时也经常出现头痛、口干、胸闷、面色潮红等症状，晚上也经常失眠。于是小红到医院就诊，被诊断为慢性焦虑症，小红接受了医生的认知行为疗法，并按医嘱吃药，平时休息的时候也会经常去锻炼身体，1年之后小红的症状慢慢好转。

7. 农村留守儿童心理健康

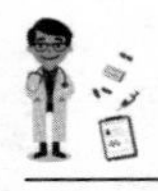

农村留守儿童心理健康问题需要引起重视

农村留守儿童是指父母双方或一方外出打工，自己留守在农村，需要其他亲人照顾的，年龄在16岁以下的农村户籍孩子。近年来。随着我国经济的快速发展，越来越多的农村青年走入城市，农村留守儿童的人数逐年增长，他们正处于成长受教育的关键时期，由于在此期间他们长期缺乏父母在思想认识和价值观念上的正确引导和帮助，以及情感上的关爱和呵护，留守儿童心理健康问题也越来越突出。

（1）性格内向孤僻。由于缺乏父母亲情的滋润，许多农村留守儿童长期处于自我封闭的状态，同时他们对分离会变得非常敏感，会恐惧分离，久而久之性格会变得内向孤僻，不愿与人交流，不与他人建立朋友关系。

（2）自卑。农村留守儿童由于父母不在身边，感觉自己没有坚强的依靠和保护，因而容易产生自卑心理，有的甚至自暴自弃，丧失自信心，没有上进心。

（3）焦虑、抑郁心理。父母外出打工，农村留守儿童大都感到家庭空落，心里觉得寂寞无聊，进而产生心理焦虑和抑郁问题。

（4）盲目反抗或逆反心理。在农村学校违纪学生中，农村留守儿童占绝大多数，低年级及学前儿童一般表现为逃学、迟到、不完成作业，小偷小摸，不诚实、经常说谎；高年级农村留守儿童开始出现叛逆心理，攻击意识很强，顶撞老师，不服从管教，更有甚者还盲目冲动、打架斗殴。

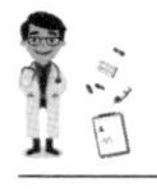

农村留守儿童心理问题解决方法

（1）加强父母和留守儿童之间的沟通。父母要重视与孩子的沟通与交流，时刻关注孩子的情绪变化，定期跟孩子通电话或视频。询问孩子近期的生活与学习情况，多了解孩子的心理变化，在条件允许的情况下，多回家与孩子团聚，或把孩子带到务工的地方去小住一阵，让孩子感受到父母对自己的重视和关爱，让孩子能够感觉到父母就在身边，从而真正在心理上具有安全感。

（2）重视学校心理健康教育。学校是农村留守儿童除家庭之外最常活动的场所，也是接受教育的地方。学校教师能通过自身专业知识素养了解农村留守儿童容易出现的心理问题，从而使心理健康教育更具有针对性，更加规范科学合理。

（3）创造良好的家庭教育环境。农村留守儿童的临时监护人要努力为孩子创造和谐的家庭教育环境和氛围，让孩子能够感受到家庭的温暖，同时也要对留守儿童进行细心的观察与沟通，打开他们的心扉，培养他们良好的心理素质。进城务工的父母要把孩子的教育放在第一位，让孩子健康成长，不能以牺牲孩子的前途为代价来换取暂时的经济利益。

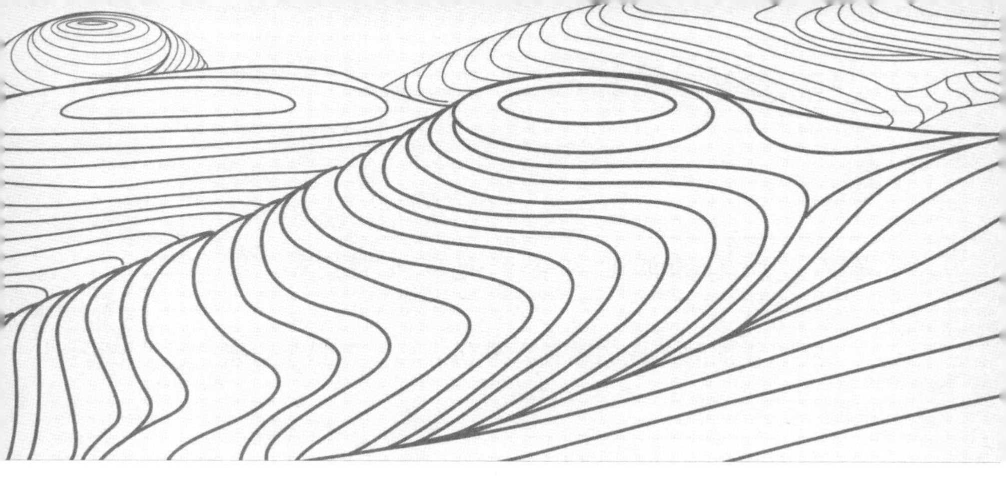

五　农村职业病的诊疗和预防

1. 职业病及其特点

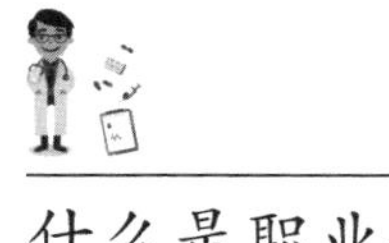

什么是职业病

《中华人民共和国职业病防治法》规定，职业病是指企业、事业单位和个体经济组织等用人单位的劳动者在职业活动中，因接触粉尘、放射性物质和其他有毒、有害因素而引起的疾病。通俗来说，即当你因为从事某项工作（如油漆工、煤炭场工人等）而引起呼吸不畅、胸闷等身体不适，并影响劳动能力，且被省级卫生行政部门批准的医疗卫生机构确认符合法律规定“职业病”的疾病。

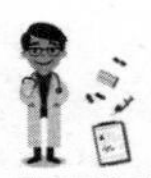

是不是所有的职业都会引起职业病

在工作期间出现的感冒、外伤等算不算职业病呢？答案是否定的。

按照法律规定，只有某些职业，在生产劳动中，接触生产中使用或产生的有毒化学物质，粉尘气雾，异常的气象条件（温度、湿度），高低气压，噪声，振动，微波，X射线，γ射线，细菌，霉菌以及部分职业由于长期保持不良体位使身体部位或器官受到损伤等所引起的疾病才能称为职业病。而且，当你因工作原因而患有某种疾病，需要上报省级卫生行政部门批准的医疗卫生机构去判断是否为职业病。所以，并不是所有的职业都会有职业病，也不是所有在工作中发生的疾病都能称为职业病。

2. 尘肺及预防

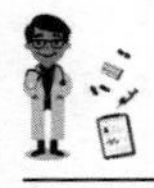

尘肺的定义

在我们国家每年报告的新发职业病中，尘肺目前排第一位，也是职业病防治的重点。那么什么是尘肺呢？让我们来一起了解一下。

尘肺是由于在职业活动中长期吸入生产性粉尘（灰尘），并在肺内潴留而引起的以肺组织弥漫性纤维化（瘢痕）为主的全身性疾病。按其吸入粉尘的种类不同，尘肺可分为无机尘肺和有机尘肺。在生产劳动中吸入无机粉尘（如铅、石英、水泥等）所致的尘肺，称为无机尘肺。尘肺大部分为无机尘肺。在生产劳动中吸入有机粉尘（如棉、麻、合成纤维等）所致的尘肺称为有机尘肺，如棉尘肺、农民肺等。

那么，只要工作环境中灰尘大就会引起尘肺吗？实则不然，粉尘颗粒有大小之分，直径小于5um（微米）的粉尘才会沉积于肺内，而直径较大的粉尘颗粒多在鼻黏膜处吸附，不能进入肺内，因此不会导致尘肺。

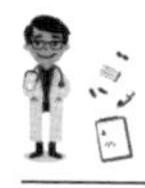

易患尘肺的工作环境

（1）矿山开采：煤工尘肺。

（2）金属冶炼：石墨尘肺。

（3）金属铸造：铸工尘肺、石墨尘肺、滑石尘肺。

（4）机械制造：铸工尘肺、电焊工尘肺、陶工尘肺。

（5）建筑与建材：水泥尘肺、石棉肺、水泥尘肺。

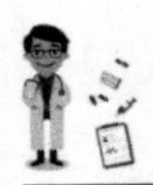

工作中如何预防尘肺

（1）改革工艺、革新生产设备。这是消除粉尘危害的主要途径。

（2）湿式作业。采用湿式碾磨石英、耐火材料，矿山湿式凿岩、井下运输喷雾洒水。

（3）密闭、抽风、除尘。对不能采取湿式作业的场所，应采用密闭抽风除尘办法，防止粉尘飞扬。

（4）接尘工人健康检查。包括就业前和定期健康检查，脱离粉尘作业时还应做脱尘作业检查。

（5）做好个人防护。佩戴防尘护具，如防尘安全帽、送风头盔、送风口罩等。

吴叔教你看医生

40岁的吴叔是一名老实巴交的农民，几年前他听朋友说下矿赚钱，于是就干起了这一行，并且一干就已经近五年。他所在的矿井属于民营，开采中均采取国家禁止的干风钻掘进方式，该矿也从未向工人提供任何有效的防尘用品，且没有通风设备，工作时坑道内粉尘弥漫，环境十分恶劣。今年年初，吴叔和他的几个同事陆续出现咳嗽、咳痰、胸闷、乏力等症状，一开始吴叔他们并没有放在心上，以为是干活太累导致的。直到两个月后，吴叔因为常常感到喘不上气，咳嗽一直不好，就和其他几个同事一起来到医院就诊，在做了一系列的检查后，结果都被认定为尘肺，但每个人病情的轻重程度不一样。吴叔症状不算严重，被要求先吃药治疗并建议停止煤矿工作，以后要定期复查。得知诊断结果后的吴叔就重回地里工作，而且坚持按医嘱吃药，每天保持锻炼和愉快心情，半年后复查，报告显示，吴叔的肺部情况已有很大的改善，但仍要坚持治疗。

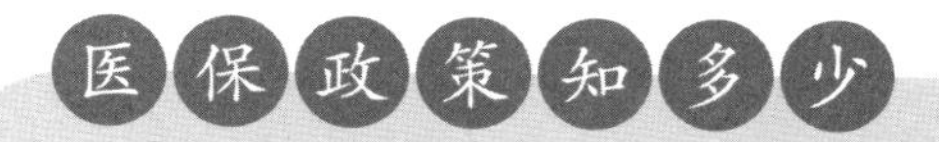

目前国家医保药品目录含2860种药品，尘肺治疗涉及的抗感染药、平喘药、抗纤维化药物、镇咳药等相关药物已经在医保支付范围内，总体上满足了尘肺的临床治疗需求，最高可就诊报销95%。对于已经诊断为职业性尘肺且已参加工伤保险的患者，政府严格按照现有政策规定落实各项保障措施；对于已经诊断为职业性尘肺、未参加工伤保险的患者，则根据《中华人民共和国职业病防治法》，由用人单位按照国家有关规定承担其医疗和生活保障费用。对于已经诊断为职业性尘肺，但没有参加工伤保险且相关用人单位已不存在等特殊情况，以及因缺少职业病诊断所需资料、仅诊断为尘肺的患者，将符合条件的纳入救助范围，统筹基本医保、大病保险、医疗救助三项制度，做好资助参保工作，实施综合医疗保障，依梯次减轻患者负担。

3. 农药中毒及急救处理

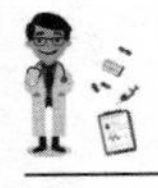

什么是农药中毒

我国是农业大国，农民在日常劳动中与杀虫剂（农药）的接触较为频繁。在生产生活中，由于农药使用得不规范、不注意，又或是个人情绪原因，我国因农药中毒而死亡的案例比比皆是。

农药中毒是指在接触农药过程中，农药进入机体的量超过了正常人的最大耐受量，使人的正常生理功能受到影响，从而引起人体出现功能障碍和病理改变，表现出一系列的中毒临床症状。简单来说，就是身体通过各种途径接触、吸收了过量的农药，轻则导致恶心呕吐，乏力大汗，重则导致昏迷的一系列症状。

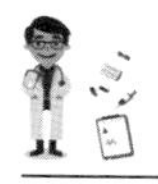

农药进入身体的途径

（1）经皮肤：未佩戴防毒手套，衣服为药液浸湿，逆风喷药吹向自身，工作时四肢赤裸沾染，器械损漏等情况导致农药接触皮肤。

（2）经呼吸道：误配高浓度药液喷洒，误吸入挥发性强的农药。

（3）经胃肠道：工作时取食、未洗手取食、故意服用农药。

（4）其他。

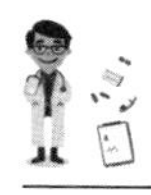

有机磷农药中毒的表现

有机磷农药中毒是指有机磷农药短时大量进入人体后造成的以神经系统损害为主的一系列伤害，具有进展快、突发性以及致死性的特点。临床上主要包括急性中毒患者表现的胆碱能兴奋或危象，其后的中间综合征以及迟发性周围神经病。用通俗的话来说就是由于人体不慎摄入过多的农药而导致的一系列症状，主要包括以下几点：①呼吸有大蒜味；②腹绞痛、恶心、呕吐、食欲减退等消化道症状；③大汗淋漓、言语不清；④头晕、头痛、乏力，甚至昏迷等神经系统症状。

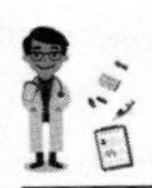

有机磷农药中毒急救处理

当工作中不慎出现有机磷农药中毒时，首先应将中毒者搬离中毒现场，搬运至通风良好的地方，避免进一步吸进毒物，加重病情；其次，应立即去除中毒者被污染的衣物，并在现场用大量清水反复冲洗，减少皮肤对有机磷农药的吸收；最后，对于意识尚清醒的中毒者，应立即在现场反复实施催吐，一次尽可能喝下500 ~ 1000ml 矿泉水、自来水或温开水后催吐，或用手指或筷子刺激中毒者的咽喉、舌根催吐，条件允许可保留呕吐液以供医生诊断参考，如此反复多次，直到吐出液澄清、无农药气味为止。而对于意识不清的中毒患者不应在无医疗工作人员的指导下进行催吐，因为意识不清患者在催吐过程中易导致误吸。有机磷农药中毒在送往医院抢救前的处理至关重要，如不做任何处理就直接送中毒者去医院，可能会增加毒物的吸收而加重病情。

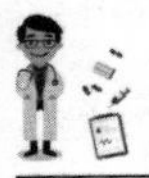

如何预防农药中毒

（1）实施农药喷洒作业前穿好防护服，正确佩戴口罩，戴护目镜，戴胶手套，穿长袖衣、长裤、胶靴。

（2）使用安全的施药器械，使用前应该检查器械是否有漏液。

（3）避免在高温、大风、逆风条件下施药，施药过程中避免吸烟、吃东西，连续喷药时间不宜过长。

（4）施药过程如出现头晕、恶心、呕吐、皮肤红肿等中毒现象，应立即离开施药现场，脱去被污染衣物，用肥皂清洁身体，中毒症状较重者应立即送往医院治疗。

（5）施药后，及时用肥皂清洁手部、脸部和被污染的部位。被污染的衣物和器械应彻底清洁干净后再存放。

吴叔教你看医生

春耕农忙时，45岁的吴叔发现最近田地里的害虫较多，决定更换浓度更高的杀虫剂（敌敌畏）来消灭害虫。今天天气炎热，趁着午后天气较阴，还有些凉风，吴叔配制好高浓度的农药，因为怕热，没有佩戴面罩和手套，穿着短衣、短裤和雨靴就下田喷洒农药了。在喷洒农药过程中，吴叔感觉迎着面吹风更加凉快，就逆着风喷洒农药，为了加快进度，吴叔将喷头开到了最大，在喷洒农药的过程中还洒出了不少农药溅到吴叔的胳膊和小腿上。大概过了一小时后，吴叔突然感觉自己头晕、恶心，想要呕吐，并且全身不断在冒汗，眼睛也看不清东西了。他急忙大声呼喊，周围的农民赶紧过来帮忙，有人把村医也叫来了。村医到场后，让大家一起把吴叔转移到田外空旷的地方，检查发现吴叔瞳孔轻微缩小，而且身上有较浓的农药味，在了解到吴叔刚刚进行了农药作业后，村医急忙让村民打来肥皂水帮吴叔清洁裸露的身体部位，并脱去了吴叔身上被污染的衣物。十几分钟后，吴叔的情况好转，村医让吴叔去大医院做个详细的检查，并告诉他出现刚刚的症状都是喷洒高浓度农药操作不规范导致的，吴叔恍然大悟，表示下次一定要做好防护措施并正确喷洒农药。

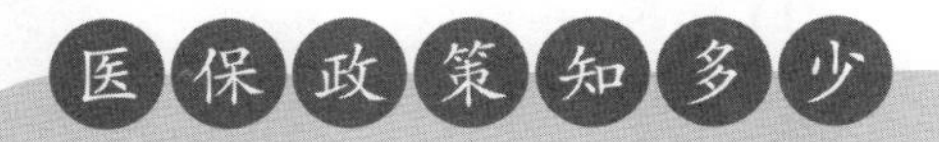

农药中毒常在生活中遇到，但并不在我国目前医保的慢性病目录中，也就是说农药中毒门诊看病是无法通过医保报销的，而对于严重农药中毒导致需要住院的患者，住院报销比例则根据当地住院医保报销政策而定。

4. 布鲁氏菌病

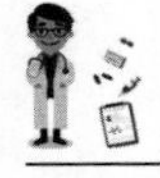

什么是布鲁氏菌病

布鲁氏菌病（简称布病）是一种由布鲁氏杆菌引起的人畜共患

的传染病，牛、羊、猪等动物最易感染，并可引起母畜传染性流产。这种疾病常见于我国北部、西北、西南等地的农村地区。该病多发于兽医、牧民、屠宰工、挤奶工等，具有明显的职业性，因此也是一种职业病。

布鲁氏菌病又称波状热（波状热是指体温逐渐上升到39 ℃或以上，几天之后又逐渐下降到正常水平，持续数天之后体温又逐渐升高，如此反复多次出现），以长期发热、关节疼痛、肝脾肿大和慢性化为特征。患者感染后会出现长期发热、乏力、盗汗、食欲不振、贫血，有些病例还出现肺部、胃肠道、皮下组织、睾丸、附睾、卵巢、胆囊、肾及脑部感染，并伴有肝、脾、淋巴结肿大，多发性、游走性全身肌肉和大关节疼痛，以后表现为骨骼受累，其中脊柱受累最常见，尤其是腰椎。人得了布鲁氏菌病后，布鲁氏杆菌可以侵入人体各个部位，引起各器官组织发生病变，影响劳动力和生活质量，严重的可造成终身劳动力丧失。牲畜患病后，可导致大量母畜不孕、流产。同时，患病的牲畜可造成周围环境污染，使得更多的牲畜患病，造成恶性循环。

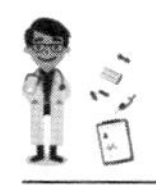

布鲁氏菌病的传播途径

（1）经皮肤黏膜接触传染：因在饲养、挤奶、剪毛、屠宰以及加工皮、毛、肉等过程中没有注意防护，直接接触病畜或其排泄物、阴道分泌物、娩出物等而感染；也可因间接接触病畜污染的环境及物品而感染。

（2）经消化道传染：食用被病菌污染的食品、水或食生乳以及未熟透的肉、内脏而感染。

（3）经呼吸道传染：病菌污染环境后形成气溶胶，可发生呼吸道感染。

（4）其他如苍蝇携带、蜱叮咬等也可传播布鲁氏菌病，但概率比较低。

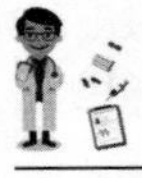

如何预防控制布鲁氏菌病

（1）对饲养的牲畜及时进行疫苗免疫，是预防畜间布鲁氏菌病最有效、最彻底的方法。

（2）发现疑似病例应及时报告、就诊，防止染疫动物感染更多的人。

（3）引进牛羊时，一定要搞好检疫。确定牛羊已经得了布鲁氏菌病，就要及时进行淘汰、屠宰。并对病畜用过的棚圈进行严格的消毒、净化。

（4）患布鲁氏菌病的羊最常见的表现是流产，对羊流产的胎儿、胎盘，要深埋或焚烧，不能随地丢弃，更不能用手直接去拿。接羔、处理流产胎羔时，要戴上胶手套，处理完要用消毒剂洗手，并对流产物污染过的地方用生石灰或消毒剂进行消毒。

（5）布鲁氏杆菌不耐高温，因此食用牲畜肉前应作高温处理，把肉煮熟透后再吃。

（6）养牛羊、接羔、挤奶时，必须穿工作服，工作服要放在固定的地方，随穿随脱，定时消毒。

吴叔教你看医生

吴叔今年50岁，从事牧羊工作，最近半年他养殖的羊常有流产现象，但是他并没有重视。一个月前，吴叔感觉自己变得很怕冷，时不时有发热，体温在38.5 ℃左右，还明显感觉自己最近经常体力不支，常常吃饭没有胃口，全身关节有时会疼痛。吴叔在发热时就自己在家吃点退烧药，一直没有去看医生。直到今天高烧，体温达到39.6 ℃，吃退烧药也不太管用了，吴叔在儿子的陪同下急忙来到了医院看病。在了解到吴叔的症状和从事牧羊工作后，医生怀疑吴叔可能患了布鲁氏菌病。为进一步明确病因，医生对吴叔进行了布鲁氏杆菌凝集试验。试验显示布鲁氏杆菌凝集试验1 ∶ 800阳性，吴叔因此被要求住院治疗，住院查体中还发现吴叔双侧睾丸肿大、阴囊水肿。在医院进行了一系列的治疗后，吴叔顺利康复出院。他表示在住院过程中学到了很多关于布鲁氏菌病的知识，平时在放羊过程中也加强了自我保护，及时关注了羊流产的情况，尽力杜绝这个疾病发生的可能性。

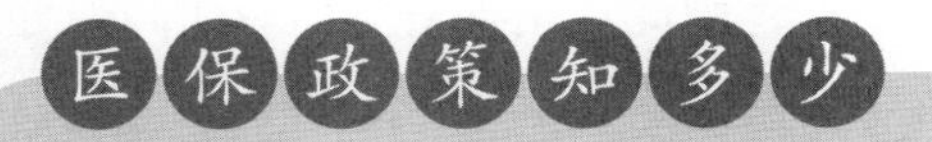

布鲁氏菌病属于门诊慢特病病种Ⅲ类，纳入城乡居民基本医疗保险门诊慢特病病种。按规定，住院治疗费用应按85%的比例报销，个人支付10%，其余5%由新农合医保办给予报销；门诊治疗费用按85%的比例报销，年人均累计报销金额不超过800元。患者需要申请门诊慢性病才可以在门诊进行报销。医院填写医保门诊慢性病申请审批表后，提交相关检查资料给医院医保科，经过一周左右的审批周期，通过了即可报销。

5. 癌症与工作的关系

目前癌症的治疗仍是世界性难题，对于广大人民群众来说，无不谈癌色变，因治疗癌症而人财两空的例子也并不少见。环境因素是引起癌症的主要原因之一，以下工作环境需要引起我们高度关注，在工作中注意保护自己：

（1）金属工：将金属加热到非常高的温度对于焊接人来说非

常危险。罪魁祸首是焊接烟雾，以及辐射和石棉。这些毒素可能会导致肺癌、肾癌和眼部黑色素瘤，以及引发其他健康问题。

（2）建筑及装修工人：在建筑的过程中不可避免地会吸收一些粉尘以及接触一些例如甲醛等有害物质，容易导致肺癌和白血病。

（3）发型师：持续长久接触的染发剂中含有有害化学物质，以及用于治疗头发的其他药物，这些易导致膀胱感染、喉癌和肺癌等疾病。

（4）办公室人员：长时间久坐、不规律的作息时间和不健康的饮食易导致直肠癌、胃癌、肝癌、结肠癌。

（5）飞行员和机组人员：飞行员和机组人员比平常人在更高的高度待更长的时间，过度暴露在紫外线和宇宙辐射中，因此，患癌症的风险会进一步增加。这个职业虽然薪水高，但健康风险也相对较高。同时，胃痛、脑功能紊乱或患甲状腺癌的风险更高。

（6）塑料及皮革相关工作人员：易接触苯、甲醛等有毒物质，它们通过呼吸道、消化道等途径进入体内，使工作者易患白血病、淋巴瘤等。

随着医疗技术的不断革新，目前，癌症的治疗手段众多，其已并非“不治之症”。但更重要的是预防，因此在日常工作中我们应加强防护，养成良好的工作习惯，少熬夜，提高保健意识，比如勤洗手、洗澡，勤换衣服，工作期间戴好防护用具（比如口罩），同时注意锻炼，合理饮食，保持良好心情，提高机体免疫力。从事高危职业的人群每年都应进行健康体检。

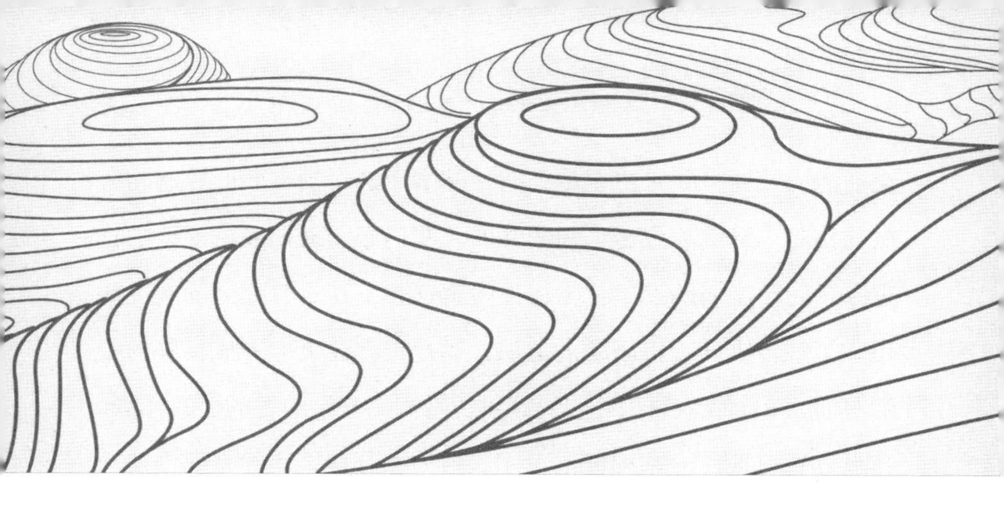

六 农村常见传染病的诊疗和预防

1. 传染病

什么是传染病

传染病是由病原微生物通过一定的传播途径进入容易感染的人群的个体所引起的一组疾病，并能在人群中引起流行。传染病在人群中发生或流行是一个复杂的过程，必须具备传染源、传播途径和易感人群三个基本环节。传染病可能在人与人、动物与动物、人与动物中传播。研究显示，大多数传染病患者所在地和暴发地区都是农村地区，再加上农村地区的医疗条件较差，通信与交通能力较弱，一旦出现传染病，基本无法得到有效的控制和有效的预防，最终导致传染病的暴发。我们必须根据农村地区的特点来预防传染病的发生：①加强健康宣教，让农村地区的人民认识和了解传染病，提高防范意识，通过宣教让大家养成良好的生活习惯。②加强农村医疗设施建设。③大力整治农村的公共环境，建设好农村地区的基础设施。④农村大部分传染病的来源都是动物，动物防疫尤为重要，相关部门应该定期检查。

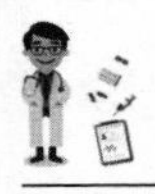

传染病分类

根据传染病传播方式、速度及其对人类危害程度的不同，传染病分为甲、乙、丙三类，对其实行分类管理。

甲类：也称为强制管理传染病，包括鼠疫、霍乱。

乙类：也称为严格管理传染病，包括新型冠状病毒肺炎、传染性非典型肺炎、艾滋病、病毒性肝炎、脊髓灰质炎、人感染高致病性禽流感、麻疹、流行性出血热、狂犬病、流行性乙型脑炎、登革热、炭疽、细菌性和阿米巴性痢疾、肺结核、伤寒和副伤寒、流行性脑脊髓膜炎、百日咳、白喉、新生儿破伤风、猩红热、布鲁氏菌病、淋病、梅毒、钩端螺旋体病、血吸虫病、疟疾、人感染 H7N9 禽流感。

丙类：也称为监测管理传染病，包括流行性感冒、流行性腮腺炎、风疹、急性出血性结膜炎、麻风病、流行性和地方性斑疹伤寒、黑热病、棘球蚴病、丝虫病，以及除霍乱、细菌性和阿米巴性痢疾、伤寒和副伤寒以外的感染性腹泻病、手足口病。

按照传播途径分类，常见的传染病有如下这些：

呼吸道传染病：流行性感冒、肺结核、腮腺炎、麻疹、百日咳等。

消化道传染病：蛔虫病、细菌性痢疾、甲型肝炎等。

血液传染病：乙型肝炎、疟疾、流行性乙型脑炎、丝虫病等。

体表传染病：血吸虫病、沙眼、狂犬病、破伤风等。

性传染病：淋病、梅毒、艾滋病等。

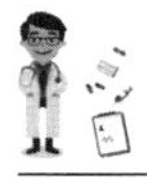

传染病严重威胁人类健康

传染病的危害非常广泛，主要体现在威胁人体健康，尤其会造成儿童生长发育迟缓，影响社会安定，造成人口骤减等后果。传染病属于疾病的一种，多与细菌、病毒感染有关，起病急，会在短时间内造成人体不同程度的不良症状，影响生活水平和质量。对于儿童而言，也可造成生长发育的滞后，甚至引起死亡，严重威胁人类健康。又因为传染病区别于其他疾病的主要特点是具有传染性，会引起大范围的感染，从而导致人群心理恐慌，进而阻碍正常生产生活，扰乱社会秩序。严重的大范围暴发的传染病可以导致人口死亡率增长，出生率与死亡率失调，造成人口骤减。

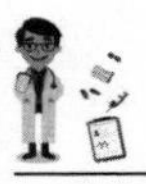

传染病的传播途径

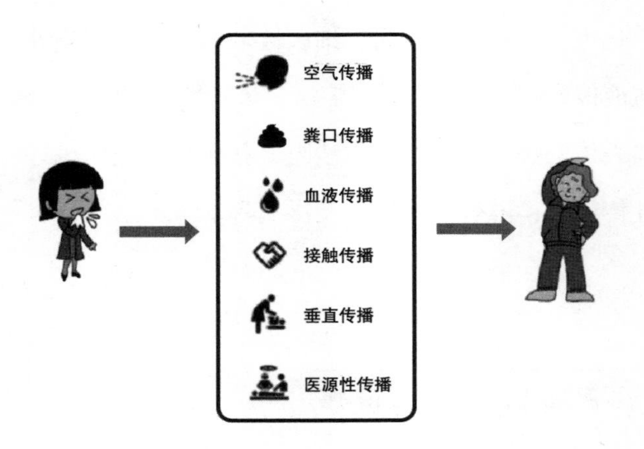

传播途径是指病原体自传染源排出后，在传染给另一易感者之前在外界环境中所行经的途径。主要有以下的传播途径：

（1）空气传播：是呼吸系统传染病的主要传播方式，例如流行性感冒、肺结核、腮腺炎、麻疹、百日咳等。包括飞沫传播、飞沫核传播和尘埃传播三种传播途径。

（2）粪口传播：是消化道传染病的主要传播方式，例如蛔虫病、细菌性痢疾、甲型肝炎等。未经处理之废水或受病原沾染物，直接排放于环境中，可能污染饮水、食物或碰触口、鼻黏膜之器具，以及如厕后清洁不完全，借由饮食过程可导致食入者感染。

（3）血液传播：主要通过血液、伤口的感染方式，将疾病传递至另一个个体身上的过程。

（4）接触传播：分为直接接触和间接接触两种。直接接触即在没有任何外界因素参与下，传染源与易感者直接接触而引起疾病的传播，例如性病、狂犬病等。间接接触即易感者因接触被传染源排泄物或分泌物所污染的日常生活用品如毛巾、餐具、门把手、电话手柄等所造成的传播，这种传播方式又称为日常生活接触传播。

（5）垂直传播：病原体通过母体传给子代的传播，或称母婴传播。一般包括胎盘传播、上行性传播和分娩传播三种传播。胎盘传播指受感染孕妇体内的病原体可经胎盘血液使胎儿引起宫内感染，但并非所有感染的孕妇均可引起胎儿感染。上行性传播指病原体经孕妇阴道通过宫颈口到达绒毛膜或胎盘引起胎儿宫内感染。分娩传播指分娩时引起的传播（胎儿从无菌的羊膜腔内产出而暴露于母亲严重污染的产道内）。

（6）医源性传播：是指在医疗及预防工作中，由于未能严格执行规章制度和操作规程，导致某种传染病传播。

2. 病毒性肝炎

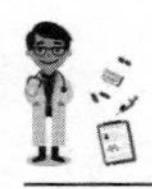

什么是病毒性肝炎，有什么症状

病毒性肝炎分类及特点

名称	传染源	传播途径	预后	预防性疫苗
甲肝	甲肝患者 隐性感染者	粪—口	急性，预后良好	减毒活疫苗 灭活疫苗
乙肝	无症状携带者 乙肝相关疾病患者	血液 体液	及时治疗可治愈，慢性化 易转为肝硬化、肝癌	基因重组疫苗
丙肝	丙肝患者 无症状感染者	血液 体液	及时治疗可治愈，慢性化 易转为肝硬化、肝癌	无疫苗
丁肝	丁肝患者 无症状携带者	血液 体液	及时治疗可治愈，慢性化 易转为肝硬化、肝癌	无疫苗
戊肝	戊肝患者 隐性感染者	粪—口	急性，预后良好	基因重组疫苗
庚肝	庚肝患者 隐性感染者	血液 体液	及时治疗可治愈，慢性化 易转为肝硬化、肝癌	无疫苗

病毒性肝炎指的是由一组肝炎病毒引起的以肝脏损害为主的一种常见的传染病。目前已被证实会引起病毒性肝炎的肝炎病毒有甲型（HAV）、乙型（HBV）、丙型（HCV）、丁型（HDV）、戊型（HEV）及庚型（HGV）。各型病毒性肝炎临床表现相似，急性期以疲乏、食欲减退、肝肿大、肝功能异常为主，部分病例出现黄疸；慢性感染者可症状轻微甚至无任何临床症状。

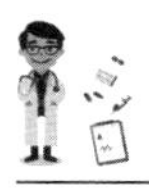

如何防治病毒性肝炎

病毒性肝炎的预防需要做到以下几点：①管理传染源。对急性甲型肝炎患者进行隔离至传染性消失，慢性肝炎及无症状、HBV、HCV 携带者应禁止献血及从事饮食、幼托等工作。对 HBV 标志阳性肝病患者，要依其症状、体征和实验室检查结果，分别进行治疗和管理指导。②切断传播途径。甲、戊型肝炎重点防止粪—口传播，加强水源、食品保护及个人卫生，加强粪便管理。乙、丙、丁型肝炎重点在于防止血液、体液传播，加强献血员筛选，严格把控输血及血制品应用，如发现或怀疑有伤口或针刺感染乙型肝炎病毒可能时，可应用高效价乙肝免疫球蛋白注射器介入性检查治疗，器械应严格消毒，以控制母婴传播。③保护易感人群。人工免疫特别是主动免疫是预防肝炎的根本措施，然而有些肝炎病毒（如 HCV）因基因异质性，迄今尚无可广泛应用的疫苗。甲肝疫苗已广泛应用，乙肝疫苗已在我国推广并取得较好的效果，乙肝病毒表面抗原阳性孕产妇所生新生儿，应在出生后 24 小时内尽早接种首针乙肝疫苗，同时注射乙肝免疫球蛋白，并按照乙肝疫苗免疫程序完成后续剂次接种。

病毒性肝炎的治疗需到传染科或者肝病科专科治疗。许多患者害怕遭社会歧视，有病也不敢去看病，错过最佳治疗时机，导致疾病发展恶化至肝硬化乃至肝癌阶段。因此，肝炎患者应克服心理障碍，及时就医，遵从医嘱，进行规范化治疗，切忌自行停药或胡乱吃药。急性肝炎及慢性肝炎活动期，需住院治疗，卧床休息，合理饮食，保证热量、蛋白质、维生素供给，严禁饮酒，恢复期应逐渐增加活动量。慢性肝炎静止期，可做力所能及的工作，重型肝炎要绝对卧床，尽量减少摄入蛋白质，保证热量、维生素供给。肝炎患者应积极进行抗病毒药物治疗，免疫调节药物、护肝药物等治疗。同时，保持乐观向上的积极心态对调节自身免疫功能也有所裨益。

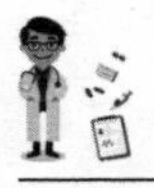

乙肝病人在日常交往中需要注意什么

乙型病毒性肝炎检查及意义

项目名称	大三阳	小三阳	小二阳	阳性含义
乙肝表面抗原（HBsAg）	阳性（+）	阳性（+）	阳性（+）	体内存在病毒
乙肝 e 抗原（HBeAg）	阳性（+）			病毒繁殖活跃
乙肝核心抗体（HBcAb）	阳性（+）	阳性（+）	阳性（+）	感染过病毒
乙肝 e 抗体（HBeAb）		阳性（+）		病毒繁殖受抑制
乙肝表面抗体（HBsAb）				体内存在病毒抗体

乙肝不会通过空气、消化道或饮食传播，流行病学调查和实验研究也未发现乙肝能经吸血昆虫（蚊和臭虫等）传播。与乙肝患者同室工作、交谈、一起进餐不会被传染。接吻也不会传染乙肝，除非消化道和口腔黏膜有破损。但建议最好采用公筷和分食。乙肝一般也不会通过握手传染给其他人，除非双方双手都有裂口、有出血。乙肝患者只要在日常生活中把牙刷、牙膏、剃须刀等与他人分开，患有乙肝的妇女注意经期卫生，就不会把乙肝传染给别人。肝功能正常的乙肝表面抗原携带者可以上学、工作，和健康人一样生活。

乙肝患者可以结婚和生育，但最好在通过治疗将乙肝转为小三阳或单纯乙肝病毒携带者之后。此外，如果是乙肝患者配偶，必须进行两对半和肝功能等检查和接种乙肝疫苗。这是唯一可阻隔传染的最有效、最经济的方法。如果是乙肝表面抗原（HBsAg）阳性母亲的新生儿，应在出生后24小时内尽早注射首针乙肝疫苗及乙肝免疫球蛋白，最好在出生后12小时内。如果女方是乙肝大三阳、小三阳患者或者男方乙肝病毒指标呈阳性，注射疫苗可使95 %以上的新生儿免受乙肝父母的垂直传播。如果乙肝患者原先病情较重，身体不适，经过正规医院的治疗，获得临床治愈，病情稳定一年以上，身体没有任何不适，肝功能始终正常，这时也可以结婚生育。

吴叔教你看医生

40多岁的吴叔是一名进城务工的农民，在工地工作的吴叔难免会被工具弄伤。某天吴叔突然出现了怕冷、发热、乏力、食欲不振和肚子不舒服等症状，吴叔没有在意，以为是感冒，自己吃了些感冒药后过了几天就“好”了很多。又过了好几个月，工友告诉吴叔，他的眼睛有些发黄。同时，吴叔也觉得自己的肚子有些胀大，肚子上方用手压还会隐隐作痛。吴叔以为自己是肠胃有问题，便趁着休息的时候去到医院挂了号。医生听了他的病史后，发现吴叔的手掌出现按压后会变白的红斑，就给吴叔做了个抽血检查。第二天拿到检查单的吴叔发现转氨酶升高，乙肝表面抗原、乙肝e抗原和乙肝核心抗体都呈阳性（+）。吴叔用手机一搜，得知自己是乙肝大三阳。吴叔不敢去大医院看，怕被熟人知道自己有传染病。随后吴叔自己偷偷拨打路边墙上小广告上的电话买药治疗。又过了几个月吴叔的肚子反而越来越大，胃口也不见好转。工友还以为他是发胖了。有一天，吴叔在报纸上看到有人因为吃假药而使肝炎发展成肝癌后感到很害怕，再三思量后还是去大医院找医生诉说病情。医生给他做完CT后发现吴叔的肝脏已经缩小并有一些小小的结节了。医生告诉吴叔，他已经出现了肝硬化，肚子越胀越大是因为有腹水，再拖下去就有可能发展成肝癌。吴叔不敢再怠慢，听从医生的治疗方案，注意保护伤口，规律服药，保持积极的心态。慢慢地，吴叔终于控制住了病情。

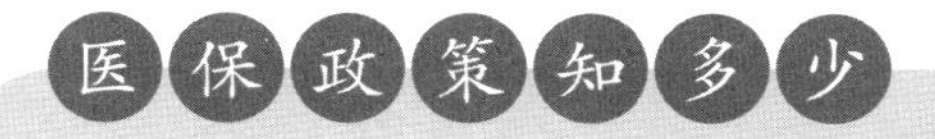

目前大多数城市已针对各类病毒性肝炎出台相关医保政策，大多数城市视病毒性肝炎为特殊门诊，少数城市视为普通门诊。根据各地政策，各类慢性肝炎及其导致的肝硬化一般被归为门诊慢性病。在个别地区有所差异，如广州将慢性乙肝和丙肝改为门诊特定项目。患者可根据所在地区政策申请享受相应的门诊医保待遇。急性肝炎如甲型肝炎发病住院治疗时，可按相应的住院医保政策进行一定比例报销。

3. 登革热

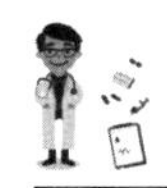

什么是登革热，有哪些症状

登革热是一种依靠带有登革热病毒的蚊子传播的急性传染病，典型症状有发热、皮疹、骨及关节剧痛和淋巴结肿大等。广东省的农村地区是登革热较为严重的病发地。登革热这个病没有特殊人群会免疫，大家都是易感者。登革热一般需要紧急治疗，否则病情发展容易出现生命危险。

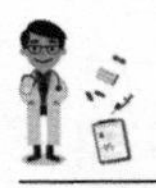

如何预防登革热

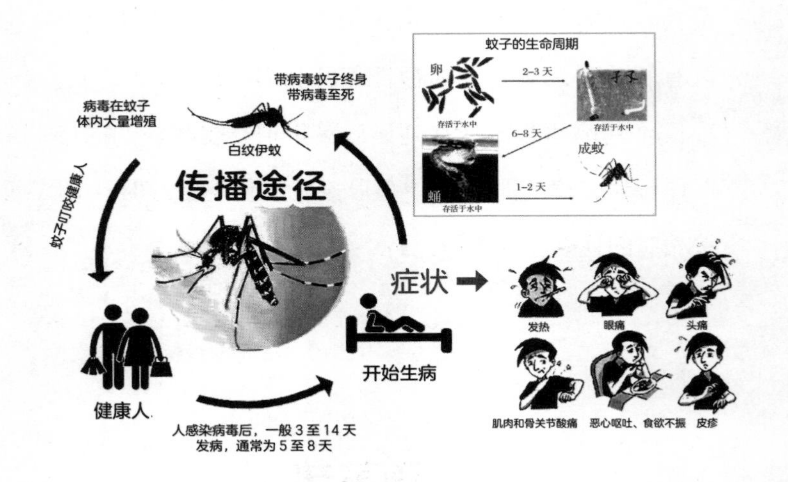

（1）在平时生活中要做好防蚊，灭蚊是最主要的预防措施。一定要注意的就是防止被蚊虫叮咬，在蚊子较多的时节尽量减少外出。同时，居住和工作环境要做好防蚊措施，比如挂蚊帐，用纱门、纱窗，使用蚊香等。

（2）家里面最好不要留下卫生死角，比如死水、臭水、垃圾等。有的人在家中会养一些水生的观赏植物、观赏鱼等，这些水体也可能成为蚊虫的繁衍地，最好做到经常更换水。

（3）登革热患者需要尽快去医院进行隔离治疗，因为早期病人自身是带有传染性的，但经治疗退烧后1天左右就没有传染性了。

（4）在疫区的儿童出门上学尽量穿长衣长裤，同时在节假日减少外出，平时涂抹驱蚊水，或者戴上驱蚊手环。

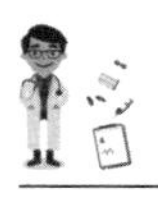

如何治疗登革热

登革热为自限性疾病，迄今尚无特效药物。但是医院可以进行对症治疗，避免病情往坏的方向继续发展。因此治疗的关键是做到早发现、早诊断、早防蚊隔离、早治疗。出现发热、畏寒、出血等症状的时候应及时前往医院，越早得到诊治效果越好。

吴叔教你看医生

40多岁的吴叔夏天在地里干活就喜欢穿短袖短裤，平常在家不喜欢蚊香的味道，从不点蚊香，也没有装纱窗。阳台总是摆满了大大小小的花盆，下完雨的积水不会专门去倒掉。这几年吴叔被蚊子咬得多了也不在意，涂上一些清凉油止痒后就不再管了。一天，吴叔早晨起床后感到发热、鼻塞、喉咙干疼，时不时还会咳嗽。吴叔以为是昨晚睡觉着凉感冒了。吃了些感冒药后过了两三天，体温降了下去，吴叔便以为是感冒好了。岂料晚上又开始浑身发热，并且关节和肌肉疼痛起来，皮肤也出现了一些紫红色的小瘀斑和皮疹。吴叔的儿子见状连忙把吴叔送到了医院。经过抽血化验后，确诊吴叔感染登革热病毒。经过医生护士的精心调理后，吴叔的身体状况逐渐好转，最后康复出院。后来吴叔家人也听从医生的建议，做好了各项防蚊措施，家人再也没有感染登革热。

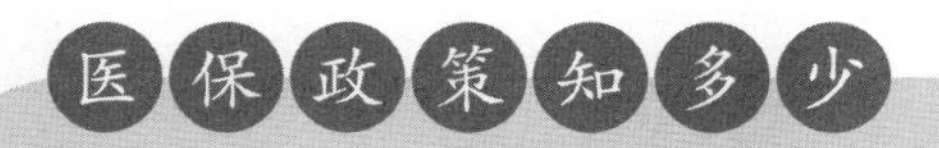

登革热是一种疾病，与其他列入医保的项目一样，符合条件的参保人可享受相应的门诊医保待遇。如果产生了住院费用，超过起付线以上部分可以按照当地医保政策进行一定比例的报销。登革热在新农合中并未享受特殊政策，按不同等级医院不同报销比例，住院按 70% 左右的比例报销。

4. 疟疾

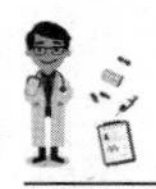

什么是疟疾，有什么症状

疟疾俗称“打摆子”，是由疟原虫引起的传染性寄生虫病。

中医也称正疟、温疟等。疟疾病人及带疟原虫者是疟疾的传染源。疟疾的自然传播媒介是按蚊。典型发作者先发冷发抖，皮肤起鸡皮疙瘩，面色发绀，半小时到1小时内体温迅速升高，头痛面红，恶心呕吐，全身酸痛，神志模糊，胡言乱语，持续4 ~ 8小时后体温下降，全身出汗，部分患者口鼻出现疱疹，日久未治者可并发巩膜黄染、贫血、肝脾肿大等疾患。

非典型发作者体温可达42 ℃，甚至昏迷，恶性发作者一般有剧烈头疼、恶心呕吐、烦躁不安、精神错乱、腹痛腹泻、抽搐昏迷、偏瘫失语等症状。寒冷型者有出汗、体温和血压下降等症状，如不及时抢救则愈后不良。

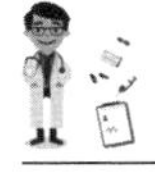

如何治疗疟疾

治疗的目的是既要杀灭红细胞内期的疟原虫以控制发作，又要杀灭红细胞外期的疟原虫以防止复发，并要杀灭配子体以防止传播。

（1）控制发作。氯喹是目前控制疟疾发作的首选药。磷酸咯啶、磷酸咯萘啶等新药也可用于控制疟疾发作。

对有抗性者应选用甲氯喹、青蒿素或联合用药。

（2）防止复发和传播。磷酸伯氨喹啉能杀灭红细胞外期疟原虫及配子体，故可防止复发和传播疟疾。

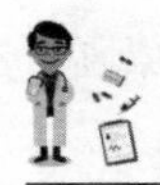

如何预防疟疾

预防疟疾的关键是做好对易感人群的防护。包括个体预防和群体预防。个体预防系疟区居民或短期进入疟区的个人，为了防蚊叮咬、防止发病或减轻临床症状而采取的防护措施。群体预防是对高疟区、疟疾暴发流行区或大批进入疟区较长期居住的人群，为了防蚊叮咬、防止发病、减轻临床症状和防止传播而采取的防护措施。

吴叔教你看医生

吴叔去非洲打算引进当地农作物回国种植，当地气温高，蚊虫多且卫生条件差。一天吴叔突然发高烧，体温甚至超过了 40 ℃，过了几个小时之后体温又下降，反反复复。除此之外，吴叔还有寒战、恶心呕吐、全身酸胀等症状。最终经过病原学的检查后，医生告诉他得了疟疾，但幸亏现在已经有治疗疟疾的药物，服用了几天的氯喹后，吴叔病情明显好转，最终痊愈。

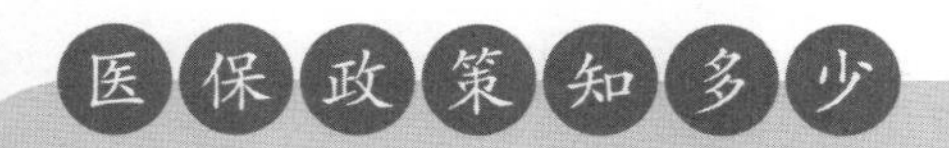

患有门诊慢性特殊疾病且需长期或终身在门诊治

疗及门诊医疗费用较高的人员，可通过二级及以上定点医疗机构鉴定符合条件后享受门诊慢性特殊疾病待遇。城乡居民基本医疗保险门诊慢性特殊疾病补偿不设起付线，在相应病种年度补偿限额内按患者实际费用的75%比例计算补偿，超过年度限额医保不予报销。其中疟疾属于Ⅳ类疾病，根据相关规定每人年度累计补偿不超过2000元。

5. 肺结核

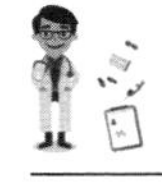

什么是肺结核，有什么症状

结核病是由结核分枝杆菌引起的慢性传染病，结核可以发生在身体的任何部位，发生在肺部则称为肺结核。肺结核病在人群中的传播源是结核病患者，即痰直接涂片阳性者，主要是通过咳嗽、喷嚏、大笑、大声谈话等方式把含有结核分枝杆菌的微滴排到空气中传播。空气传播是肺结核最主要的传播途径，经消化道和皮肤等其他途径传播已罕见。肺结核的共同临床表现有咳嗽、

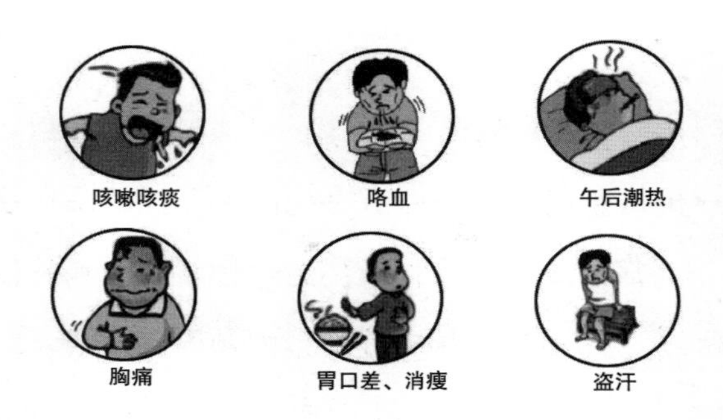

咳痰，部分病人咯血，累及胸膜者胸痛，发热为最常见的症状，多为长期的午后潮热，部分病人有乏力、盗汗、食欲减退、体重减轻等症状。易感人群有婴幼儿、老年人、HIV 感染者、免疫抑制剂使用者、粉尘性肺病、慢性病患者等免疫力低下的人群。

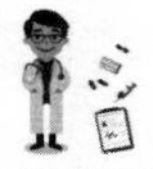

如何预防肺结核

通风换气，减少空间微滴的密度是减少肺结核传播的有效途径。减少空间微滴密度的最根本办法是治愈结核病患者，即从源头进行控制。易感人群应及时接种卡介疫苗，但是新生儿进行卡介苗接种后仍需要注意采取与肺结核患者隔离的措施。注意锻炼身体，提高免疫力。在农村，生活贫困、居住拥挤、营养不良等因素也能增加感染结核分枝杆菌的概率。精准扶贫，建设农村，提高农村整体生活水平刻不容缓。

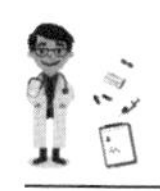

治疗肺结核的注意事项

肺结核一经发现，应尽早到当地传染病专科医院就医，按医生要求规律用药，切勿擅自停药，几乎所有肺结核都能通过药物治愈，仅部分需要外科手术治疗。

吴叔教你看医生

50多岁的吴叔曾长期在家乡的矿井下工作，数年前查出矽肺后便离开了矿场。后来在菜市场开了个小摊档，免不了跟顾客大声讨价还价。近半个月吴叔早晨起床后总感觉身上黏糊糊的，午觉起来后也觉得有些发热，吃东西没胃口，时不时还会咳嗽咳痰，痰里可以看到些许血丝。吴叔以为自己肺的老毛病又加重了，便到医院看病。医生仔细查看吴叔的X光片后又给吴叔做了痰液的检查。结果出来后，医生告诉吴叔，他极有可能患有肺结核，并把吴叔转到了传染病专科医院。专科医院的医生经过详细的检查后确认吴叔已经患上了肺结核。所幸吴叔及时得到了诊断和治疗，结核没有进一步扩散到身体的其他部位。经过医院严格的系统治疗后，吴叔终于康复出院。在此期间，吴叔的居住工作环境也被彻底消毒，与吴叔接触过的人员都前往医院进行了检查，及时排除、切断了结核的传染途径，保障了生命健康安全。

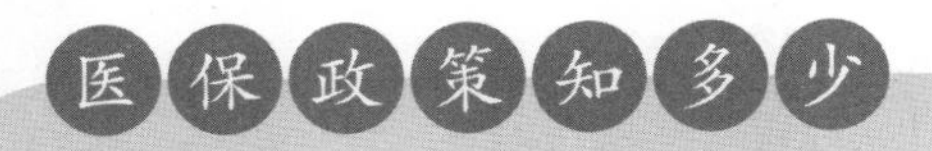

目前肺结核在我国属于免费治疗项目，与是否处在医保无关。根据国务院制定的《全国结核病防治规划》指导原则，我国实行对肺结核病人治疗费用“收、减、免”政策，对没有支付能力的传染性肺结核病患者实行免费治疗。部分省份对血常规、肝功能检查等也有所补助。

疑似与确诊结核病患者在结核病定点医疗机构可以得到如下保障：

（1）肺结核可疑症状与疑似肺结核病人可免费做痰涂片（3个标本）和拍摄X线胸片1张。

（2）确诊患者在治疗期间免费提供痰涂片检查3次和治疗结束后拍摄X线胸片1张。

（3）向经X线胸片、痰涂片检查以及结核病化疗史等确诊为初治活动性肺结核患者和复治痰涂片阳性肺结核患者免费提供国家统一方案的抗结核药物，不包括病人自购的抗结核药品、其他辅助药品（如保肝药）或住院费用。

6. 痢疾

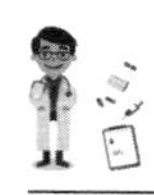

什么是痢疾

痢疾属于中医学名称，西医学中主要是细菌性痢疾与阿米巴痢疾具有传染性。每年的夏秋季多发。痢疾的病人及带菌者，作为主要传染源，主要通过消化道进行传播。食物、水源，或者是生活用品被污染以后，经口或手入消化道导致传染，也可通过苍蝇、蚊虫间接传播。

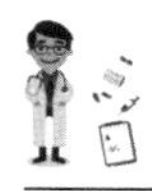

痢疾有哪些症状

（1）普通型（典型）。

急起畏寒、高热，伴有头痛、乏力、食欲减退，并出现腹痛、腹泻，一般可在1～2天内由稀水样便转变为黏液脓血便，每日十余次至数十次，里急后重明显。常伴肠鸣音亢进，左下腹压痛。

（2）轻型（非典型）。

全身症状轻微，可无发热或仅有低热。有急性腹泻，次数小于10次 / 天，粪便稀且有黏液，可无脓血。腹痛、左下腹压痛、里急后重均轻微。

（3）重型。

多见于年老、体弱、营养不良的患者。急性发热，腹泻次数大于30次／天，为稀水脓血便，甚至大便失禁。腹痛、里急后重明显，常伴呕吐，脱水严重。严重时出现中毒性休克，心、肾功能不全，败血症等。

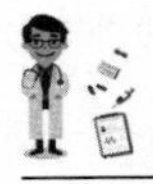

治疗痢疾的注意事项

痢疾的治疗要彻底，不能以有无症状作为停止治疗的标准，应该以肠道内病变是否痊愈作为停药标准，所以治疗期间应反复查验大便，做大便培养。急性期患者要卧床休息，以流食为主，病情好转后可逐渐增加稀饭、面条等，不要过早吃刺激性、多纤维、油腻的食物。慢性期患者要改善全身营养状况，不要过于劳累，腹部要注意保温，锻炼身体，增强免疫力等。

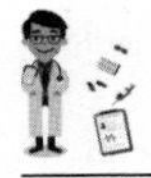

痢疾的预防

控制传染源，切断传播途径。主要是切实把好“口”这一关卡。加强饮食、水源、食品的卫生管理。注意个人卫生，饭前便后要洗手，不喝生水，不吃腐烂变质的食物，食物用具要消毒，垃圾粪便的处理要无害化。在痢疾流行期间，多食大蒜有较好的预防效果。

吴叔教你看医生

吴叔的儿子从小和爷爷奶奶住在农村，不是很讲究生活卫生，比如没有饭前便后洗手的习惯，喜欢摘树上的果子直接吃。一天他忽然出现拉肚子的症状，大便次数逐渐增多，腹痛，大便里有脓液，还有发烧头痛等症状。爷爷奶奶吓坏了，赶紧把小孙子送到县里的医院，医生做了大便培养，最后诊断为痢疾。最后在医护人员和爷爷奶奶的精心护理下，小朋友渐渐痊愈，也渐渐改掉了不良的生活习惯。

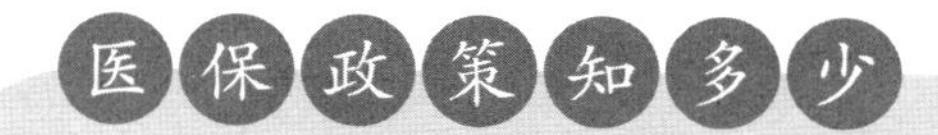

痢疾属于乙类传染病，根据国家法律法规，医保的报销政策是：

（1）门诊：直接在卫生院（所）记账，患者本人或家属在处方上签名，但超过家庭账户金额后自付。

（2）住院：在本乡住院，直接在乡卫生院出院时核报，150元为起付线，起付线内自付，超过起付线后按75%的比例核报。患者或家属在处方上签名，医院在医疗证上登记。患者可要求医院尽量使用可报销药品，医院用药每张处方不可报药费应控制在15%以内。

7. 艾滋病

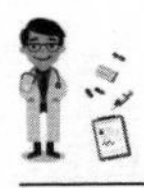

什么是艾滋病

艾滋病（AIDS）全称是获得性免疫缺陷综合征，是由人类免疫缺陷病毒（HIV）所引起的危害性大的传染病。人类免疫缺陷病毒能够破坏人体T淋巴细胞进而导致人体丧失免疫功能，丧失免疫功能的人体极易感染各种疾病或发生恶性肿瘤。发病人群以青壮年较多，发病年龄在18 ~ 45岁的占80%，即性生活活跃的年龄段，但是老年艾滋病患者数量也在逐年增多。

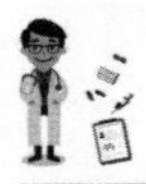

艾滋病的症状

①原因不明的持续不规则发热38 ℃以上，持续超过1个月；②慢性腹泻次数多于3次 / 日，持续超过1个月；③6个月之内体重下降10% 以上；④反复发作的口腔白念珠菌感染（鹅口疮）；⑤反复发作的单纯疱疹病毒感染或带状疱疹病毒感染；⑥肺孢子虫肺炎（PCP）；⑦反复发生的细菌性肺炎；⑧活动性结核或非结核分枝杆菌病；⑨深部真菌感染；⑩中枢神经系统占位性病变；⑪中青年人出现痴呆；⑫活动性巨细胞病毒感染；⑬弓形虫

脑病；⑭青霉菌感染；⑮反复发生的败血症；⑯皮肤黏膜或内脏的卡波西肉瘤、淋巴瘤。

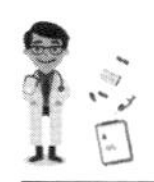

如何预防艾滋病

艾滋病目前尚无有效的疫苗，所以预防尤为重要。艾滋病通过 HIV 感染者的体液传播，包括血液、精液、乳汁、阴道和宫颈的分泌液、羊膜囊液、泪液、唾液等，当直接接触这些体液时，HIV 可能会传播。目前尚未有泪液、唾液传播 HIV 的报道。HIV 的传播途径有：①性传播，最常见的途径；②经血传播；③母婴传播。

可传染途径

性传播

不可传染途径

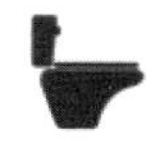

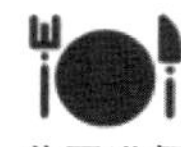

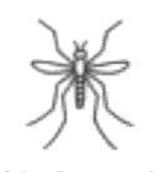

要预防艾滋病，一是要坚持洁身自爱，不卖淫、嫖娼，避免婚前、婚外性行为。二是严禁吸毒，不与他人共用注射器。三是不要擅自输血和使用血制品，要在医生的指导下使用。四是不要借用或共用牙刷、剃须刀、刮脸刀等个人用品。五是性生活中要使用安全套，这是预防性病和艾滋病有效的措施之一。六是要避免直接与艾滋病患者的血液、精液、乳汁和尿液接触，切断其传播途径。

尽管现在没有彻底治愈艾滋病的方法，但进行及时有效的药物治疗可以控制艾滋病的发展，减缓乃至停止HIV对免疫系统的破坏，从而极大改善艾滋病患者的生活质量，延长寿命。

如果有高危行为，怀疑自己有艾滋病的风险，就应该及时前往当地的疾病预防控制中心进行免费的咨询检测，并视情况领取、服用阻断药，早期艾滋病感染是有可能阻断的。一旦确诊，就要及时开始服用抗病毒药物来延缓病毒的进展，减少并发症的发生，可以过上如正常人的生活。日常生活规律服药，多锻炼身体，健康饮食，保持良好的生活习惯，精神心态积极向上都有助于艾滋病的治疗。当出现由于艾滋病降低免疫力而导致的并发症时，要及时主动前往医院进行对症治疗。

另外，我们也不应该歧视艾滋病患者，与其进行日常生活交流不会传播艾滋病。

吴叔教你看医生

40多岁的吴叔一直未娶妻，为了满足生理需求偶尔会去寻花问柳。最近一个多月吴叔突然出现了反复不断的低烧、腹泻，体重也降低很多，吃药也不管用。后来，吴叔发现嘴巴里面长出了一层不容易剥开的白色薄膜。不明所以的吴叔前往医院看病。医生询问他工作环境和有无不洁性生活的经历，吴叔如实告诉了医生。随后医生给吴叔做了抽血检查，化验单显示吴叔的 CD4+T 细胞已经 <200 / μl，并且 HIV 的抗体和核酸检测都呈阳性。医生告诉吴叔，他嘴里的白膜是念珠菌感染导致的鹅口疮。吴叔已经错过了阻断 HIV 感染的机会，现在病毒已经扩散，且破坏了他的免疫功能。吴叔得知这个结果后一时无法接受这个现实。好在经过医生一段时间的心理疏导后，吴叔终于正确认识了艾滋病，接受医生规范的治疗方案，规律服药。最后吴叔体内的病毒被药物抑制，T 细胞的数量也开始增长，免疫功能逐渐恢复。后来吴叔不仅回到了正常的生活，而且戒掉了“老毛病”，并担任起了村里的预防艾滋病大使，为村里人宣传如何面对和处理这个疾病。

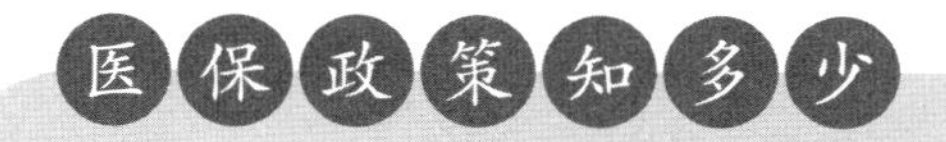

我国的《艾滋病防治条例》第四十四条规定县级以上人民政府应当采取下列艾滋病防治关怀、救助措施：（一）向农村艾滋病病人和城镇经济困难的艾滋病病人免费提供抗艾滋病病毒治疗药品；（二）对农村和城镇经济困难的艾滋病病毒感染者、艾滋病病人适当减免抗机会性感染治疗药品的费用；（三）向接受艾滋

病咨询、检测的人员免费提供咨询和初筛检测；(四)向感染艾滋病病毒的孕产妇免费提供预防艾滋病母婴传播的治疗和咨询。

目前国家是免费提供艾滋病抗病毒药物的，可以前往当地疾控中心领取。但对于艾滋病导致的并发症的治疗，例如恶性肿瘤等需要门诊和住院治疗产生的费用并不是全部减免。此时可以通过当地正常的医保门诊住院政策渠道进行报销。个别地区如广州已经将艾滋病列入门诊特定项目，给患者带来更大的便利。相信不久的将来，国家对艾滋病的保障会更加普及。

8. 非典型肺炎

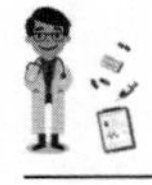

什么是非典型肺炎

非典型肺炎即传染性非典型性肺炎，英文缩写为SARS，是指还没找到确切的病源及病原体的肺炎，目前特指在我国2003

年流行的传染性非典型性肺炎。非典型肺炎是一种由 SARS 冠状病毒引起的急性呼吸道传染病，起病急并且具有强烈的传染性，一般以发热为首发症状，可同时伴有头痛、肌肉酸痛、全身乏力和腹泻等症状。

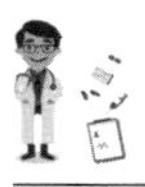

非典型肺炎的症状

非典型肺炎的潜伏期1 ~ 16天，常见为3 ~ 5天。潜伏期过后便出现发热、畏寒、干咳、咳血等症状，体温常超过38 ℃，症状多持续1 ~ 2周。症状于10 ~ 14天达到高峰，并有可能出现频繁咳嗽、气促和呼吸困难，略有活动则气喘、心悸，被迫卧床休息等情况。发病2 ~ 3周后发热渐退，其他症状减轻乃至消失。轻型患者临床症状轻，重症患者病情重，易出现呼吸衰竭。

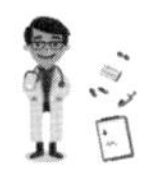

如何预防非典型肺炎

非典型肺炎传染性强，致死率高，一旦出现本土病例则应该紧急做好控制措施，控制好传染源，将患者隔离治疗，密接者隔离观察。减少大型群众性集会或活动，保持公共场所通风换气、空气流通。个人则要保持良好的卫生习惯，尽量避免去人多或相对密闭的地方，注意正确佩戴口罩，保持乐观稳定的心态，均衡饮食，注意保暖，避免疲劳，保证足够的睡眠以及适量运动等。

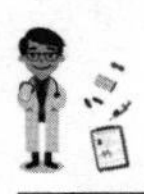

非典型肺炎的治疗

一旦出现非典型肺炎的典型症状，则应该立刻就医。和其他病毒感染一样，抗菌药物对非典型肺炎治疗无效，并且暂未发现任何抗病毒药物对非典型肺炎治疗有效，目前最佳的治疗方案是充分休息和细致护理，配合缓解不适的药物，必要时使用呼吸机等医疗器械辅助，让身体机能慢慢恢复，直到消灭体内的病毒。

在2003年前后非典型肺炎流行期间，由政府紧急储备资金支付患者所有治疗费用，患者仅需配合治疗。

9. 新型冠状病毒感染

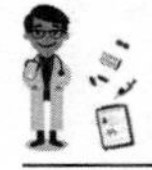

什么是新型冠状病毒感染

新型冠状病毒肺炎简称新冠肺炎，是一种之前从未在人类中发现的新型冠状病毒感染而导致的肺炎。2019年12月以来，湖北省武汉市部分医院陆续发现了多例不明原因肺炎病例，证实为新冠病毒感染引起的急性呼吸道传染病。疫情早期新冠病毒致病力较强，临床上大部分感染者有肺炎表现，但随着新冠病毒的不断变异，病毒致病力减弱，仅有少部分感染者会有肺炎表现，因此在2023年1月，新型冠状病毒肺炎改名为新型冠状病毒感染。

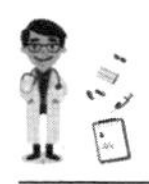

新型冠状病毒感染常见症状

新型冠状病毒感染以发热、干咳、乏力等为主要症状，少数患者可伴有鼻塞、流涕、腹泻等呼吸道和消化道症状。轻症患者仅表现为低热、轻微乏力等，无肺炎表现。重症患者多在1周后出现呼吸困难，严重者快速发展为呼吸衰竭、休克及多器官功能衰竭等。从目前情况看，绝大多数患者预后良好，病情危重者多见于老年人、有慢性基础疾病者、晚期妊娠和围产期女性、肥胖人群等。

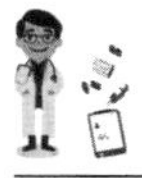

如何预防新型冠状病毒感染

新冠病毒传染源主要是新冠病毒感染者，传播途径主要是呼吸道飞沫传播和接触传播，传染性强且人群普遍易感，要做好预防措施，远离新冠病毒，需做好以下几点：

（1）倡导“每个人都是自己健康第一责任人”的理念，保持良好的个人及环境卫生，勤洗手，佩戴口罩，就餐使用公筷，打喷嚏或者咳嗽时用纸巾捂住口鼻，保持家庭及工作场所通风良好，做好个人防护。

（2）保证充足的休息及睡眠，避免过度疲劳，营养要均衡，要做适量运动。

（3）及时完成疫苗和加强免疫接种，特别是老年人。

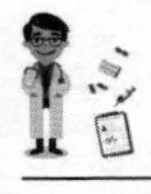

新型冠状病毒感染的治疗

目前新冠病毒感染的治疗以充分休息和细致护理为主，适当配合氧疗、抗病毒治疗、免疫治疗、糖皮质激素治疗、对症治疗以及中医药治疗等，必要时使用呼吸机、血液净化机等医疗器械辅助，帮助人体恢复抵抗病毒的能力，直至治愈。要避免盲目或不恰当使用抗菌药物。

吴叔教你看医生

60多岁的吴叔退休后喜欢热闹，平时一有空就喜欢往人多的地方走。恰逢国家对新冠病毒管理政策的改变和春节的到来，吴叔决定到处走走逛逛去放松一下。某个周末，刚刚从外地旅游回来的吴叔突然觉得浑身发冷，并伴有喉咙疼痛及咳嗽等症状，一测体温达到了38.5 ℃，于是吴叔自己做了新冠抗原检测，抗原检测结果为阳性。有高血压基础病的吴叔内心稍微有些担心自己会发展成重症感染者，于是咨询了医生好友，医生好友告诉吴叔不必太担心，只要按照要求居家休息，自行服用布洛芬等退烧药，并且多饮水，注意补充营养，如果症状加重需及时就医。2天后吴叔退烧了，1周后复查抗原转阴，吴叔又回归了东走西逛的生活了。

10. 钩端螺旋体病

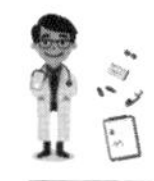

什么是钩端螺旋体病

钩端螺旋体病简称钩体病，是由致病性钩端螺旋体引起的自然疫源性急性传染病。其临床特点为高热、全身酸痛、乏力、球结合膜充血、表浅淋巴结肿大和明显的腓肠肌疼痛。重者可并发肺出血、黄疸、脑膜脑炎和肾功能衰竭等。

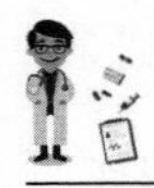

钩端螺旋体病的传播途径

（1）传染源：钩体的宿主非常广泛。家畜如猪、犬、牛、羊、马等，野生动物如鼠、狼、兔、蛇、蛙等均可成为传染源。但主要传染源为鼠、猪和犬。

（2）传播途径：主要为间接接触传播。病原体通过破损的皮肤或黏膜侵入体内而受染；患钩体病的孕妇可经胎盘传给胎儿；进食被钩体污染的食物，可经消化道感染。

（3）人群易感性：人们对钩体病普遍易感。

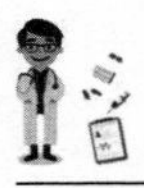

钩端螺旋体病的症状表现

钩体病潜伏期为2 ~ 20日，平均有10日，患病后通常会有如下症状：

（1）一般症状：发热、肌肉疼痛、乏力、球结合膜充血、小腿（腓肠肌）压痛、表浅淋巴结肿大与压痛，于发病第2日即可出现。

（2）肺出血型：为本病病情最重、病死率较高的一型。

（3）黄疸出血型：症状和流感伤寒型相似。

（4）脑膜脑炎型：起病后2 ~ 3日，出现剧烈头痛、频繁呕吐、嗜睡、谵妄，或昏迷，部分患者出现抽搐、瘫痪等，颈项强直，克氏征与布氏征均呈阳性。

（5）肾功能衰竭型：各型钩体病人都有不同程度的肾脏损害表现，如尿中有蛋白、红细胞、白细胞与管型，多可恢复正常。

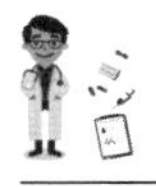

钩端螺旋体病的预防和治疗

综合预防措施可概括为：消灭传染源、开展疫苗接种、保护易感人群、切断传播途径。

目前用于预防钩体病所采用的疫苗是各地流行菌型配成的多价疫苗。经全程免疫后，可产生多种型别的菌体抗体。接种对象为流行地区7 ~ 60岁的人群以及进入流行地区的易感人群。用法为：在上臂外侧三角肌处皮下注射，成人第一针0.5毫升，第二针1.0毫升，两针之间间隔7 ~ 10天。7 ~ 13周岁剂量减半，必要时7周岁以下儿童酌量注射，但不超过成人剂量的1 / 4。次年加强一针，剂量同第二针。预防上要注意疫区水源管理，做好动物宿主的消灭和管理，注意个人卫生及防护。

治疗上早期卧床休息，给予易消化饮食，保持体液与电解质平衡。钩体对多种抗菌药物敏感，如青霉素、链霉素、庆大霉素、四环素、氯霉素、头孢噻吩等以及合成的盐酸甲唑醇和咪唑酸酯。国内首选青霉素。

吴叔教你看医生

这几年脱贫攻坚，吴叔在村里开起了养殖场，都说勤劳致富，吴叔工作很是卖力，甚至不小心在养殖场里摔跤擦破了皮都没时间管，只是两三天后，吴叔感觉非常疲惫、全身酸痛、发热，又过了一天，吴叔摸到自己的表浅淋巴结肿大。吴叔不知道自己得了什么病，十分害怕，赶紧就医。医生安慰他不要担心，这是钩端螺旋体病，很多抗生素都能治疗，只要卧床休息，最终都能治好。

医保政策知多少

钩端螺旋体病属于乙类传染病，根据国家法律法规，医保的报销政策是：

（1）门诊：直接在卫生院（所）记账，患者本人或家属在处方上签名，但超过家庭账户金额后自付。

（2）住院：在本乡住院，直接在乡卫生院出院时核报，150元为起付线，起付线内自付，超过起付线后按75% 核报。患者或家属在处方上签名，医院在医疗证上登记。患者可要求医院尽量使用可报药品，医院用药每张处方不可报药费应控制在15% 以内。

11. 血吸虫病

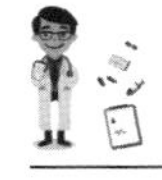

什么是血吸虫病，有什么症状

血吸虫病是由于日本血吸虫引起的慢性寄生虫病，主要传染源是血吸虫病患者粪便中含有的活卵。传播途径主要是通过皮肤、黏膜与疫水直接接触所致。人与脊椎动物对血吸虫普遍易感，患者尤以接触疫水工作的青壮年为多，如渔民和农民。血吸虫的生活史是宿主—钉螺—宿主。血吸虫病可导致肝硬化，临床主要症状表现为贫血、脾脏巨大、大量腹水导致腹部膨胀。另外，血吸虫病也常常影响肺功能，出现咳嗽、胸痛、痰中带血等症状。我国的血吸虫病主要流行于长江流域及以南地区，其中湖南、湖北、江西三省集中了全国85% 以上的血吸虫病患者。

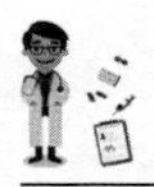

如何预防血吸虫病

消除感染源是非常重要的预防血吸虫病的方法。

（1）消灭传染源：治疗患者、病畜，结合农村爱国卫生运动，加强人畜粪便管理，避免粪便污染水源。如建造无害化粪池或粪尿混合加盖贮存，使尿素分解为氨以杀死虫卵。在粪便中加生石灰或碳酸氢铵也可杀死虫卵。

（2）消灭中间宿主钉螺：应根据钉螺生态特点和地理条件，因地制宜，采取改变钉螺滋生环境，结合物理和化学药物灭螺方法。物理灭螺的方法有铲草、火烧、土埋等。化学灭螺药物有氯硝柳胺、五氯酚钠、烟酰苯胺等。

（3）个体防护：尽量避免与疫水直接接触，如必须在疫水中作业时则须采取防护措施，口服预防药物或在皮肤涂抹防护药物，如氯硝柳胺或邻苯二甲酸二丁酯油膏、乳剂，或穿防水胶鞋、塑料防护裤等。

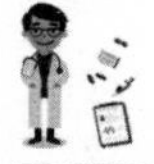

血吸虫病的治疗

治疗血吸虫病的目的在于尽快杀死体内病原体，避免血吸虫的转移使身体各部位的器官遭到损害，并进行对症治疗。吡喹酮是目前治疗血吸虫病的首选药物，具有高效、低毒、副作用轻等优点，并且对幼虫、童虫及成虫均有杀灭作用，但部分人服用后可有头晕、乏力、出汗、轻度腹疼等副作用。蒿甲醚和青蒿琥酯也可用于治疗血吸虫病。但是血吸虫病并发症较多，治疗复杂，一旦确诊需要在正规医院接受治疗，切勿擅自服药治疗。

吴叔教你看医生

40多岁的吴叔是一名农民。每年他都要赤脚下田施肥和收割作物。同时，他承包了一片鱼塘，下水捕鱼是家常便饭。人畜的粪便吴叔都收集起来作为肥料或用来养鱼。劳作过后，吴叔的手脚有时候会起一些红疹子，十分瘙痒。吴叔常常在他的田地和鱼塘里找到一种很小的螺，他不觉得这和别的螺有什么不同，并没有在意。从年轻时起，吴叔便偶有乏力、腹泻、肚子痛等症状。吴叔以为是吃坏了肚子，吃一点健胃消食的药后就放任不管。这几年来，吴叔的肚子渐渐变大，几条“青筋”出现在肚皮上面，用手压一压还会感觉疼痛。吴叔生活非常节俭，从不轻易去医院看病。在他的儿子劝说下，吴叔才勉强同意来医院体检。医生询问吴叔的病史，为吴叔做了粪便送检、抽血化验、X光、彩超等检查后，诊断吴叔患了慢性血吸虫病。在医生的劝导下，吴叔开始了血吸虫病的治疗，并且对家和田地、鱼塘都进行了血吸虫的灭杀。通过医生的治疗，吴叔的病情得到了控制，保护了自己和家人的生命健康。

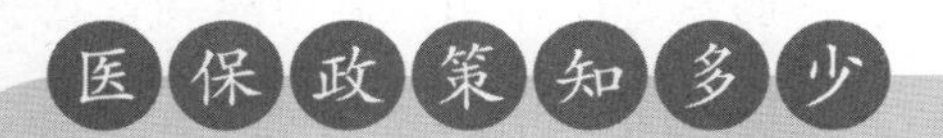

根据《血吸虫病防治条例》，国家对农民免费提供抗血吸虫基本预防药物，对经济困难农民的血吸虫病治疗费用予以减免。农民可到当地的血防站咨询、检测、领取预防药物。另外，《关于进一步加强血吸虫病防治工作的通知》规定，在已经进行新型农村合作医疗试点的疫区，要将晚期血吸虫病患者的治疗费用纳入救助范围，按有关规定，对符合救助条件、生活贫困的晚期血吸虫病患者实行医疗救助。在未建立新型农村合作医疗制度和农村医疗救助制度的疫区，对生活贫困的晚期血吸虫病患者实行特殊临时救助措施，适当补助有关医疗费用。晚期血吸虫病病人可携带有关证明证件到当地有关部门办理医疗费用减免补助。

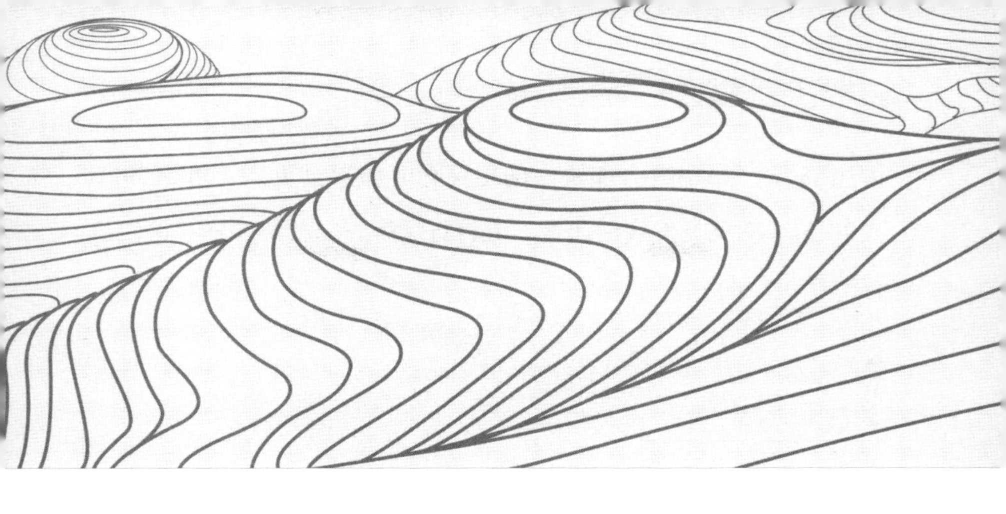

七　农村常见病诊断和治疗

1. 阑尾炎

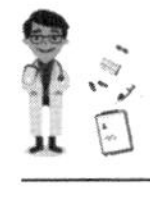

什么是阑尾炎，有什么症状

阑尾炎是一种常见的腹部外科疾病，患病人群青年最为多见，且男性多于女性，是由于各种原因导致阑尾管腔堵塞或者细菌入侵而引发的炎症。堵塞可以是淋巴滤泡增生、异物、食物残渣、蛔虫、粪石、肿瘤等引起，是引发阑尾炎的最常见病因。急性阑尾炎的主要症状为腹痛、胃肠道反应和全身症状。典型的腹痛一般发作于上腹，逐渐转移至脐部，最终转移至右下腹，并且伴有压痛。发病早期有厌食、恶心、呕吐等症状，还可能会伴有腹泻或排便减少。在炎症加重的时候，会出现发热的症状，体温可达38 ℃，心率也会加快。阑尾穿孔时体温会更高，可达39 ℃或40 ℃。阑尾炎发病后通常不能自行缓解，需要尽快送至医院进行治疗。

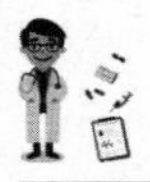

如何预防阑尾炎

（1）预防感冒：感冒发作时要及时治疗，防止感冒加重。感冒可能会导致阑尾黏膜下的淋巴滤泡增生，淋巴滤泡增生过程中会导致阑尾管腔开口阻塞，从而使得阑尾管腔黏液分泌不出去，引起细菌感染，导致阑尾炎的发生。

（2）饭后不要马上奔跑、劳作或进行剧烈的运动和活动。盛夏酷暑切忌贪凉过度，尤其不要过度地饮冰啤酒或其他冷饮。

（3）平时保持大便通畅，大便一天1 ~ 2次或1 ~ 2天一次都是正常的，要预防便秘。

（4）平时不要劳累和熬夜，养成良好的生活作息规律，要积极参加体育锻炼，增强体质，提高免疫能力。

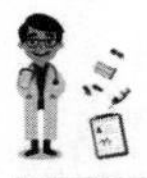

阑尾炎治疗的注意事项

阑尾炎发病通常不能自行缓解，需要尽快送至医院进行治疗。

婴幼儿、老年人、孕妇患急性阑尾炎时，诊断和治疗均较困难，需要格外重视。如果有慢性阑尾炎病史，更应该注意避免复发，平时要养成良好的生活习惯。

吴叔教你看医生

吴叔是一位55岁的农民，虽然儿女都已经在城里安家立业了，但吴叔还是放心不下老家的地，不肯搬进城里和儿女共享天伦之乐。眼看现在夏天到了，正是西瓜上市的好季节，吴叔心里惦记着地里的西瓜，总是饭刚下肚就冲进瓜田摘瓜，渴了就喝井里的凉水，吃井水泡的冰西瓜，忙到很晚才回家。一次饭后，吴叔像往常一样在田埂上跑着，突然肚子一阵剧痛，疼得吴叔蹲在地上捂着肚子大叫起来。乡亲们赶紧把吴叔送去医院做检查，原来是阑尾炎发作了，当即就做了阑尾的切除手术。医生说，幸好吴叔来得及时，否则引起阑尾穿孔，会更加严重的。吴叔休息了几天后出院，慢慢改变了自身的生活和饮食习惯，吃饭细嚼慢咽，也不在饭后剧烈活动，从此吴叔就再也没有出现过类似的情况了。

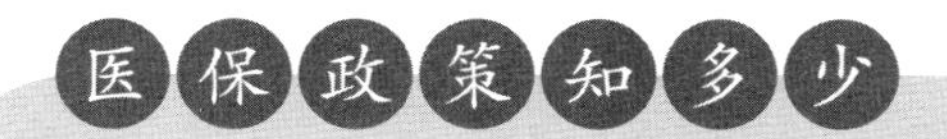

阑尾切除手术是外科常见的手术，开腹阑尾切除

以及腹腔镜阑尾切除手术治疗都被纳入了医保报销，属于疾病的基本医疗保险范围。阑尾炎的手术费用，如果选择传统的开腹手术，费用不是很大，而且是全额报销。需要注意的是，有些地方医疗保险如果采用的是腹腔镜下微创手术，可能是不给报销的。同时，对阑尾炎患者，也提倡早期手术治疗。因为如果阑尾周围并发严重感染、坏死、穿孔或脓肿，这种情况下手术时间长，既增加了患者的创伤和用药，也增加了治疗的费用，而且术后恢复也比较慢。如果选择肠切除吻合术，或者使用吻合器，大部分医疗器械都是自费的，并且报销的比例很小。

2. 肺结节

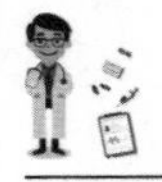

什么是肺结节

我们在日常生活中经常提到的肺结节，实际上是医学影像学上的概念，一般指的是肺部影像中各种边缘清晰或模糊，且直径不大于3厘米的局灶性圆形致密影。

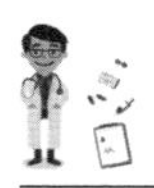

肺结节的发病原因

肺结节的具体病因，我们目前尚不清楚，但结节单发或多发对应的病因可能不同，具体如下：

（1）若为单发结节，常见于肺癌、结核球、炎性假瘤等；

（2）若为多发结节，则常见于肺转移瘤、坏死性肉芽肿、多发性肺囊肿等。

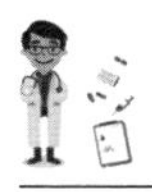

肺结节的恶性概率有多大

由于肺结节是影像学名词，因此它的诊断大多依靠的是影像学检查，如X线、CT等。鉴别结节的性质，通常有以下几个分类依据：

（1）结节直径大小。①微小结节（直径 < 5毫米），恶性概率0% ~ 1%；②小结节（直径5 ~ 10毫米），恶性概率6% ~ 28%；③结节（直径10 ~ 30毫米），其中直径10 ~ 20毫米的肺结节恶性概率在33%以上，直径20 ~ 30毫米的肺结节恶性概率在64%

以上。

（2）结节密度。混合磨玻璃结节的恶性概率最高，纯磨玻璃结节次之，实性结节最低。

（3）结节边缘。若为肺癌，其边缘可表现为分叶征、毛刺征、胸膜凹陷征。

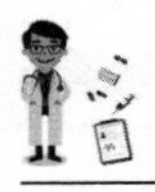

肺结节的诊断和治疗

肺结节的好发人群往往有如下特点：40岁以上、长期吸烟、有石棉或放射性元素等职业暴露史、有慢性肺疾病史、有肺癌家族史等。因此，建议符合以上致病因素的人群，应定期进行CT检查，如高分辨力CT（HRCT），根据具体情况选择核磁共振（MRI）和支气管镜活检等检查手段。

若发现结节，先不必惊慌，由于大部分结节都是良性的，根据医生的要求进行随访即可；若经检查发现结节为恶性，以肺癌为例，则需对肿瘤进行进一步的分型：

（1）若该肺癌为小细胞肺癌（SCLC），如果处于局限期，可选择手术切除、放疗联合化疗、预防性脑照射等疗法；如果处于广泛期，则多选择化疗和免疫靶向治疗疗法。

（2）若该肺癌为非小细胞肺癌（NSCLC），进一步分为Ⅰ~Ⅳ期，由于非小细胞肺癌可为局限性，因此首选手术疗法或放疗，可根治，且预后好于小细胞肺癌。

吴叔教你看医生

吴叔是一位50岁的农民，除了吸烟、喝酒并没有其他不良嗜好。吴叔抽了30多年的烟了，并且每天抽烟多达1包。一日村里组织体检，院方给出的胸片报告上写着“左肺上叶有一1厘米小结节，边界欠清”，吴叔十分着急，担心是恶性肿瘤，于是到医院就医，询问医生的意见，医生建议吴叔先做胸部CT。拿到胸部CT结果后，医生详细询问吴叔的生活习惯并问他近期有没有咯血痰、周身乏力、发热等表现，吴叔均表示没有以上的表现，医生让吴叔不必过度惊慌，良性的肺结节还是占大多数，而且胸部CT上显示肺结节比较小也不像恶性肿瘤，可以继续观察一段时间。同时医生也向吴叔强调了吸烟的害处，指出吸烟和肺癌之间的关系，让吴叔下定决心把烟戒了。

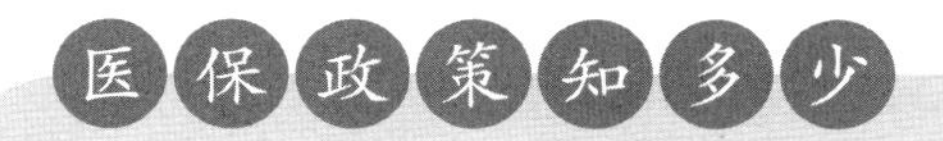

若为恶性肺结节，以肺癌为例：

（1）就药物而言，在2021年12月公布的最新国家医保药品目录，共有18款抗癌新药首次进医保，16

款抗癌药扩大了医保报销范围。首次进入医保的药物有达可替尼、盐酸恩沙替尼、甲磺酸伏美替尼、奥希替尼、阿美替尼、安罗替尼、克唑替尼、塞瑞替尼、阿来替尼、埃克替尼等，扩大医保报销范围的药物有3款国产PD–1抑制剂，如信迪利单抗、替雷利珠单抗、卡瑞利珠单抗。

（2）就手术而言，以“胸腔镜下肺癌根治术（含淋巴结清扫）”为例，一般价格约为6万元。肺癌手术可以医保报销，属于医保范围内。一般开放手术报销比例较高，腔镜手术费用报销比例低。因为手术的方式、器械的不同，医院的收费标准也不相同，有些特定的药物、器械等可能属于自费的项目，不能进行医保报销。

3. 乳腺结节

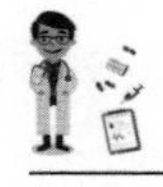

什么是乳腺结节

部分乳腺结节可通过触诊发现，部分需要通过影像学辅助才可发现，常见于乳腺增生（可形成乳腺囊性增生）和乳腺肿瘤性疾病，其中乳腺肿瘤性疾病包括乳腺良性肿瘤（如乳腺纤维腺瘤、分叶状肿瘤等）和乳腺恶性肿瘤（乳腺癌）。

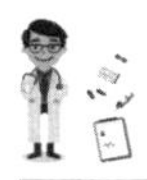

乳腺结节的发病原因

关于乳腺结节的病因，以恶性结节即肿瘤为例，其病因尚不明确，可能因素有：

（1）内分泌激素。与雌激素有直接关系，雌激素多的具体表现为月经初潮早，或绝经晚。

（2）年龄。20岁后发病率逐渐上升，45～50岁发病率较高，且绝经后发病率继续升高。

（3）生育史。未育，或初次足月产年龄晚，超过35岁。

（4）家族史。若一级亲属有乳腺癌病史，发病风险为正常人群的2～3倍。

（5）其他因素。包括生活饮食方式、环境因素等。

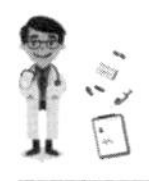

乳腺结节的多发年龄和不同类型乳腺结节的症状

乳腺结节的多发年龄：

（1）乳腺纤维腺瘤：多发年龄20～25岁。

（2）乳腺囊性增生：多发年龄25 ～ 40岁。

（3）乳腺癌：多发年龄40 ～ 60岁。

因此，中青年并且符合以上可能致病因素的女性，应定期进行影像学的检查，如B超、乳腺钼靶X线检查等。

乳腺结节的临床表现：

（1）乳腺囊性增生：①主要表现为乳房胀痛，且疼痛一般于月经前加重，月经后减轻；②触诊可发现有一或多个结节，部分患者有乳头溢液。

（2）乳腺纤维腺瘤：①主要表现为单发肿块，且肿块大小与月经周期无关；②少有疼痛。

（3）乳腺癌：主要表现和体征与浸润深度有关。①早期表现为单发、无痛小肿块；②随着肿瘤不断增长，可出现各种各样的表现，如橘皮症、乳头溢液、糜烂或皮肤凹陷、腋窝淋巴结肿大等。

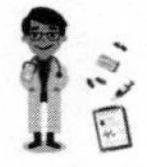

乳腺结节的诊断和治疗

若有了乳腺结节，不必惊慌，部分乳腺结节为良性病变，可考虑定期观察；部分乳腺结节需行活检明确病理性质，依据病理结果决定进一步的治疗方案。若为恶性肿瘤，则需对肿瘤进行分期，以及多学科协作制定个体化综合治疗方案。除手术和放、化疗外，还可根据癌细胞对雌激素的敏感性选择内分泌治疗或分子靶向治疗等。

吴叔教你看医生

吴叔的邻居刘大婶是一位40岁的农村妇女，平时地里活比较多，又要操持家庭事务，对自己身体并没有太关注。一日在洗澡的时候摸到左侧乳房有一个小疙瘩，几天后她觉得疙瘩似乎在变大，而且出现了胀痛的表现。她想到了自己的母亲有“乳癌”的病史，整个人越来越焦虑，精神状态也变差了，于是便去询问医生。医生给刘大婶做了乳腺的B超检查，认为结节为恶性的可能性不大，便询问刘大婶结节变大的这几天与月经期的前后时间关系，刘大婶表示就是在月经期间出现了结节胀痛，最后医生诊断为与月经周期相关的“乳腺囊性增生”。医生建议刘大婶如果放心不下，想要再做进一步检查，可以去三甲医院的乳腺外科就诊。刘大婶听罢松了一口气，打算抽空去大医院进一步检查一下身体。

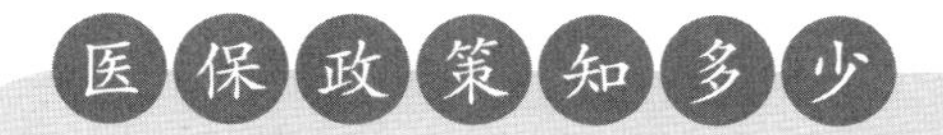

若为良性乳腺结节，如乳腺良性肿瘤、乳腺纤维

囊性增生等，则均属于32种指定手术单病种，是可以享受医保报销的。在具备条件的市社会保险定点医疗机构进行指定手术治疗所发生的门诊或住院医疗费用，由统筹基金按指定手术单病种待遇支付。乳腺良性肿瘤、乳腺纤维囊性增生等手术并无起付标准，不设统筹基金起付标准，统筹基金按各险种人员住院医疗费的相应比例支付。也就是说，报销比例和住院待遇的标准是一样的。

若为恶性乳腺结节，如乳腺癌，一些常用于治疗乳腺癌的药物如氟维司群、伊尼妥单抗、地舒单抗、白蛋白紫杉醇、紫杉醇酯质体、戈舍瑞林、曲妥珠单抗、帕妥珠单抗、吡咯替尼等已进入2020年医保目录，对于乳腺癌患者而言是很好的消息。像紫杉醇已成为甲类药，即全部纳入医保范围，但并非可以全部进行报销，报销的比例各地不同。比如某地报销比例为90%，则患者本人需承担10%。乙类药像氟维司群，要求患者先自付一定比例，剩余部分医保才能报销。丙类药像哌柏西利，则是患者全程自费。

4. 胆囊炎

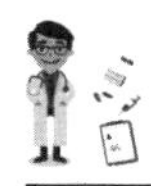

什么是胆囊炎，有什么症状

胆囊炎是急性胆囊炎和慢性胆囊炎的统称，常见病因是由于胆囊结石而引起的炎症，是一类常见的消化系统疾病。胆囊炎主要因胆道梗阻、胆汁淤积引起继发感染所致，导致梗阻的主要原因是胆道结石，而反复发生的感染可促进结石形成，从而进一步加重胆道梗阻，严重时胆囊内胆汁淤积引起压力过高，压迫胆囊壁血管，导致胆囊坏死。常见右上腹阵发性疼痛或绞痛，按压右上腹会引起疼痛，而且疼痛会随时间加剧，肩部或背部也会感觉疼痛。疼痛常发生在饱餐或进食油腻食品后，常伴有恶心、呕吐、厌食、便秘等消化道症状，还伴有发热，体温多高于38.5 ℃。未经治疗的胆囊炎可在一周左右缓解，但如果发生胆囊穿孔、胆囊坏死等症状就会危及生命，因此若有不适需要马上就医。

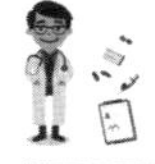

如何预防胆囊炎

健康的饮食不仅有助于控制体重，也可直接预防胆石症的发生。平时要保证食物种类的均衡，多吃水果蔬菜，讲究饮食卫生，切忌暴饮暴食，避免吃过于油腻的食物。注意控制体重，平日可做一些适当的体育运动，避免过度的肥胖但不要使体重迅速减轻。如果曾经做过检查并诊断有胆结石的患者，应该结合医生意见进行及时的治疗，可防止胆石刺激导致胆囊炎的发生。

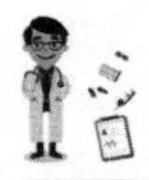

胆囊结石患者要注意什么

胆囊结石是胆囊炎发作的主要因素。胆囊结石的危险因素有大于40岁、女性、妊娠、肥胖、体重迅速减轻、糖尿病、肝硬化、溶血等。胆囊结石起初可以无症状，随着严重程度上升逐渐出现症状，大多数人是在进食油腻食物后出现腹痛、饱胀，伴有打嗝、反酸等，因为症状与胃病相似常被误诊，因此需要与胃病区分。

吴叔教你看医生

42岁的吴叔是村里粮油店的老板，平常就是算算账、写写字，偶尔会开车去镇上进点货，顺路还会买两个炸油团，吴叔渐渐胖了起来。吴叔平时非常喜欢吃从隔壁村拿回来的猪油，每次炒菜都加很多。因为猪油太香了，每次他都能多吃两碗饭。有一次在饱餐一顿后，吴叔慢慢觉得自己的右上腹开始疼了，还开始打嗝，觉得腹胀。家人劝他去看医生，但是他说：“没关系，吃点胃药就好了。”第二天，吴叔的疼痛不但没有消失，反而还出现了发烧的情况，家人赶紧把他送去城里的大医院。经过医生诊断是急性胆囊炎，马上给吴叔做了胆囊切除手术。出院以后，吴叔不再吃那么油腻了，饮食清淡起来，加强了锻炼，身体慢慢恢复了健康。

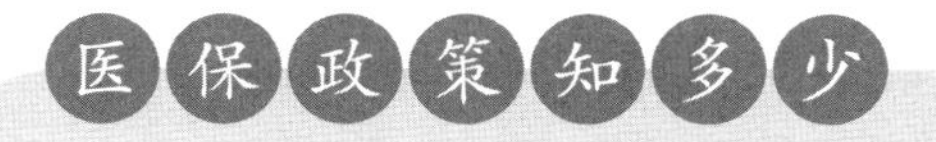

腹腔镜胆囊切除手术总费用在2万至3万元，职工医保报销的比例为70%，省职工医保的比例大约在90%，居民医保或者农村合作医疗报销的比例为50%～60%。入院或出院时都必须持医保卡到各定点医疗机构医疗保险管理窗口办理出入院登记手续。住院时个人先预交医疗费押金，出院结账后多退少补。未办理住院登记手续前发生的医疗费不纳入基本医疗保险支付范围。

5. 肾绞痛

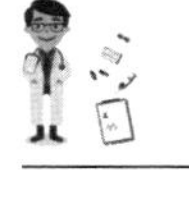

什么是肾绞痛

肾绞痛通常指泌尿系统结石导致的肾区剧烈疼痛。肾绞痛不是一个独立的疾病，是由多种原因导致的肾盂或者输尿管平滑肌痉挛所致，其发病没有任何先兆，疼痛程度甚至可以超过分娩、骨折、创伤、手术等。

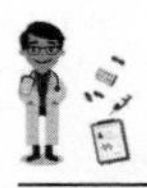

肾绞痛的常见病因

肾绞痛的出现一般是因为泌尿系统结石，特别是位于输尿管段的结石，导致肾盂或输尿管平滑肌痉挛，进而引发的肾区剧烈疼痛，因此“肾绞痛”实际上也是“肾区绞痛”。

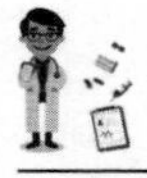

肾绞痛的症状

肾绞痛，顾名思义，最主要的表现就是疼痛，疼痛方式有：

（1）最常见的是阵发性绞痛，伴有大汗、恶心、呕吐等。

（2）部分可表现为放射痛，但其放射部位与输尿管分段有关。①若结石位于上段输尿管，由于上段输尿管和肾的感觉神经支配类似，因此表现为肾区疼痛；②若结石位于中段输尿管，左侧输尿管疼痛放射到左下腹部，右侧输尿管疼痛放射到右下腹部；③若结石位于下段输尿管，则多引起膀胱刺激征（尿频、尿急、尿痛），并且引起耻骨上区、会阴部的疼痛。

对肾绞痛的表现还可进一步细分为三个临床阶段：

（1）急性期：多发生于早晨和晚上，能使患者从睡眠中痛醒。此时的疼痛常为持续性，平稳且逐渐加重，有些患者疼痛在发病后30分钟或更长时间内达到高峰。

（2）持续期：通常被称为最痛的时期，一般在发病后1 ～ 2小时达到高峰。疼痛达到高峰后趋向持续状态，直至治疗或自行缓解。该时期持续1 ～ 4小时，最长可达12小时。

（3）缓解期：此时疼痛迅速缓解。

泌尿系统结石多发年龄为25 ～ 40岁，男女性别比为3 ∶ 1，上尿路结石男女发病率相近，下尿路结石男性发病率大于女性。

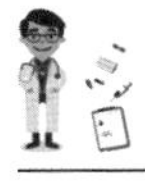

肾绞痛的诊断和治疗

对肾绞痛的病人，应立即联想到是否与泌尿系统结石有关，因此首选 B 超筛查，之后再根据实际情况选择腹部平片（KUB）、静脉尿路造影（IVU）、CT 等进行检查。

如果发生了肾绞痛，首先应及时就医，若伴发恶心、呕吐、发热等，应及时建立静脉通道补液，维持水电解质平衡。治疗方面有两个措施：

（1）针对结石的外科手术治疗：由泌尿外科医生根据结石大小以及嵌顿的位置，评估相应的治疗方式，如药物治疗、体外超声波碎石、经皮肾镜取石、经输尿管镜取石等。

（2）针对结石的形成原因进行干预，根据泌尿系统结石常见的组成成分，可分为草酸钙结石、磷酸钙结石、尿酸结石、胱氨酸结石等，其中尿酸结石与体内尿酸代谢相关，最重要的还是遵医嘱改善生活方式，同时对尿酸代谢进行相应的调节，才是预防结石再次形成的最有效手段。

吴叔教你看医生

吴叔除了种地还养鱼养猪，每天的农作都十分繁忙，也就很少喝水休息。今晨起床时突感左腰部一阵绞痛，同时出了很多汗，无法平卧，只能通过侧卧才能使疼痛感得到部分缓解。疼痛稍得到缓解后，吴叔上厕所却发现尿血了，他非常紧张，于是立马到医院就医。医生了解情况后，考虑可能是泌尿系统结石嵌顿引起的肾区绞痛，医生让吴叔拍了腹部平片和B超辅助诊断，最后果然是输尿管结石引起的肾绞痛和血尿，最终确定采用输尿管镜取出石头的治疗方式。手术进展得很顺利，两天过后吴叔恢复良好并顺利出院，出院后又投入农作中。吴叔听从医生的要求改善了自己的生活习惯，纵使农作再忙也要保证每天有2000～3500毫升的饮水量以及至少2000毫升的尿量。

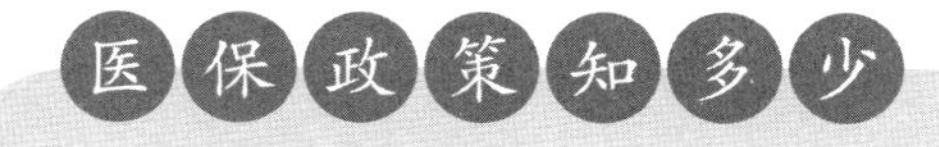

以泌尿系统结石手术为例：

（1）等级越高的医院，起付线越高，报销比例越低，收费标准也越高。结石手术可以选择在专科医院治疗，手术费用更低，报销比例更高，而且国家医保药品目录内费用占比会更高，总体报销下来比大医院要多很多。举个例子，在一级医院看病，起付线是100元，报销比例是90%；在二级医院看病，起付线是400元，报销比例是80%；在三级医院看病，起付线是600元，报销比例是60%。同样的费用，报销下来差距还是很大的。

（2）与治疗方式有关。比如：①早期肾结石，可以通过体外激光碎石来处理，即便无法碎石，也可以通过微创手术来治疗，做到当天出入院。②体外激光碎石，一般来说各地的医保规定普通门诊费用是无法医保报销的，但是很多地方将体外激光碎石作为一种特殊治疗纳入门诊报销，比如江西的医保，可以提前申请特殊门诊治疗备案，体外碎石即可报销，职工可以报销80%，居民通过门诊统筹报销65%左右。③微创手术，如果微创手术当天可以完成出入院的话，无须住院，可以通过日间手术报销，日间手术的报销比例和住院一样，但可以多报销一些。可能各地医院开展的日间手术病种不相同，去开通了的医院就医即可报销。④由于年纪较大、身体原因、病情复杂等无法通过手术治疗的患者，需要通过长期用药来控制病情的，可以通过申请门诊特殊慢性病来报销。在医疗机构就医确诊后，携带相关就医材料到医院的医保科填写申请表即可，审批通过后在门诊就医购药可以直接报销。以江西为例，居民医保报销70%，职工医保报销80%。

6. 疝气

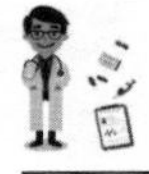

什么是疝气，有哪些症状

疝气不是气体，是体内器官或者组织离开正常位置从体内的薄弱点孔隙进入另一部位的描述。该病在脑部、胸部、腹部均有出现，以腹部最为常见。脑疝主要表现为剧烈头痛、呕吐、瞳孔增大、心率减慢、呼吸骤停等。膈疝症状轻或无，有症状者以胸痛、吞咽梗阻感、反酸或胸前热闷疼为主要表现，伴有不同程度的恶心、呕吐、呼吸困难等。腹部疝常可在体表摸到向外凸起的包块，包块随体位的改变而改变，大小可以改变或不改变。腹疝的患者可以在腹部或者阴囊摸到包块，可以或不可以用手推它回缩。

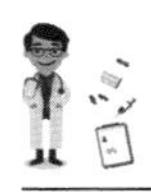

如何预防疝气

随着年龄增大，腹壁结构和肌肉的缺陷与退化导致疝气难以预防，但我们还是能通过适当的方式增加腹壁肌肉的力量的。平时要避免托举重物，减轻腹腔内的压力。少抽烟饮酒，咳嗽会使腹腔内压力增大导致疝气加速产生。平日要保持健康的体重，适当进行运动，同时注意饮食健康，少吃引起便秘和腹胀的食物，多吃红薯、豆类等，保持饮水量，按时作息。

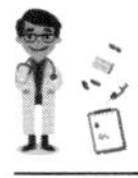

疝气对身体带来的危害

（1）由于腹股沟部疝气与泌尿生殖系统相邻，所以老年患者易出现尿频、尿急、夜尿增多等膀胱或前列腺疾病；幼儿患者则可因疝气的挤压而影响睾丸的正常发育；中青年患者则易导致性功能障碍。

（2）疝囊内的肠管或网膜易受到挤压或碰撞引起炎性肿胀，致使疝气回纳困难，可能导致疝气嵌顿以及肠梗阻、肠坏死、腹部剧痛等危险情况的发生。

（3）疝气影响患者的消化系统，从而出现下腹部坠胀、腹胀气、腹痛、便秘、营养吸收功能差、易疲劳等症状和体质下降。

（4）有些疝气患者自我感觉没有太大的不适，对疝气病置之不理。这样疝气经常上下来回往复，使疝囊颈反复受到摩擦，变得肥厚坚韧。疝环口长期遭遇疝容物的刺激，极易导致疝与正常的组织发生粘连。

吴叔教你看医生

60岁的吴叔已经不务农有一段时间了，年轻的时候吴叔就开始抽烟，到现在已经抽了三十几年了，总会因为这个而咳嗽。有一天吴叔在洗澡擦拭身体的时候，意外摸到了自己的下腹部有一个鸡蛋大小的包块，突出体表，但是摸起来也不痛，还能用手按回体内，吴叔也就没在意。过了一段时间，吴叔逐渐觉得自己的胃口变差了，而且那个包块还越来越大，就算是用手把包块按回去，但是每咳几下包块又会滑出来。吴叔有些害怕，正好镇上的大学生下乡给村民们义诊，吴叔把自己的症状讲给了来下乡的医学生听。他们告诉吴叔这叫“疝气”，需要去医院治疗。吴叔听后第二天就去了城里的医院，在医生的安排下做了疝气的切除手术。医生对吴叔说，幸好他来得及时，没有因为疝气目前对身体没什么损害就置之不理，不然的话有可能会导致突出的那部分组织坏死，那就严重了。吴叔听后暗自庆幸，心想还好那些大学生来义诊了，要不然后果都不知道怎样了呢。

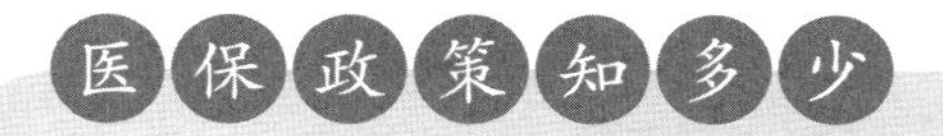

现在，国家实行社会保险制度，农村地区的群众都有参加农村合作医疗，这样在生病住院的时候就可以报销。疝气手术是纳入医保和农村合作医疗报销范围的，医保定点医院是可以报销的，报销的费用主要包括手术费、麻醉费、住院费等，像补片材料和腹腔镜材料这种材料费用是不予报销的，需要自费，因此费用多少主要与使用的疝气补片价格有关。

在进行该项诊疗时，新农合参保户在准备好报销所需资料后，将这些资料交给村（社区）合作医疗联络员即可。在对资料进行审核后，这些资料将由镇合作医疗联络员送到区农易办结报中心进行报销。如果是在区内的乡镇级普通门诊定点医疗机构进行的治疗，参保户可以直接刷卡报销。如果是在区内及区外的市内定点医疗机构进行住院治疗，参保户可以在出院结账的时候直接刷卡报销。

7. 痔疮

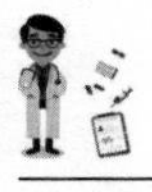

什么是痔疮，有什么症状

痔疮是最常见的肛门疾病。有句夸张的俗语是“十人九痔”，由此可见这个疾病非常普遍。婴幼儿痔疮非常罕见，但随年龄增长，痔疮的发病率会逐渐增加。

痔疮根据生长的位置分为内痔、外痔和混合痔。

（1）内痔位于齿状线以上，即直肠下端，一般不会经肛门缘露出，严重者脱出。主要表现为出血和脱出，间断性便后鲜血最为常见，血液鲜红，在排便结束时覆盖在大便表面，或用纸巾擦拭肛门时看见血液。严重者可表现为喷射状出血。

（2）外痔位于齿状线以下，即肛管内，常常在肛门缘可以摸到痔疮，患者会感觉到肛周疼痛、肿胀、有瘙痒和异物感。

（3）混合痔在齿状线附近，由内痔、外痔静脉丛曲张并相互吻合贯通形成，同时具有内、外痔特征。

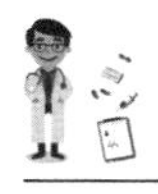

内痔的分型

Ⅰ度：排便时带血、滴血或擦拭时纸带血，便后出血自行停止；无痔疮脱出。

Ⅱ度：排便时有痔疮脱出，便后可自行缩回，可伴有出血。

Ⅲ度：排便或久站、咳嗽、劳累、负重时痔疮整脱出肛门，需要用手辅助将痔疮推回复位，可伴有出血。

Ⅳ度：痔疮脱出不能用手推回复位，或者复位后又脱出，可伴有出血。

Ⅱ度以上内痔及混合痔需考虑手术治疗。

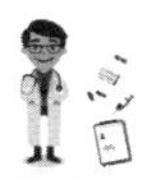

如何预防痔疮

目前，痔疮的病因尚未明确，但是和多种因素有关。长期饮酒和进食大量刺激性食物可使局部充血；肛周感染可引起静脉周围炎，使静脉失去弹性而扩张；营养不良使局部组织萎缩无力。

以上因素都可诱发痔疮。

因此，平时我们要少饮酒，合理饮食，增强运动，更重要的是养成合理的排便习惯。国际上强调的正确排便习惯包括四点原则：

（1）排便时间3分钟：排便时间缩短到3～5分钟。如果排便2分钟都没有大便应停止排便，稍后再去或根据大便干燥程度使用大便软化剂等。

（2）每天排便1次：一般排便频率是每天1次。如果大便不干燥、排便不费力，2～3天也可以。如果大便干燥、排便费力，可适当使用药物帮助排便。如果大便次数较多，对痔疮也是不利的。

（3）排便时别太用力：排便时不要看书、看报纸、用手机，不要过度用力。如果排便很用力，要检查是不是大便干燥和便秘。

（4）食用足量纤维素：可以进食一些纤维素含量较高的食物或者口服市售的纤维素补充剂，每天大约20～25克，根据大便干燥程度进行调节。口服纤维素的同时需要增加饮水量，因为单纯口服纤维素可能会引起便秘。

吴叔教你看医生

家有一老，如有一宝。为了哄58岁的吴叔开心，儿子给吴叔买了个智能手机。有了智能手机的吴叔开始刷起了短视频，无论是吃饭、干活，就连每天的饭后散步都是一边走路一边看着手机，甚至上厕所的时间都增加了好几倍。渐渐地，吴叔觉得排便越来越困难，偶尔还会便血。一开始吴叔并不是很在意，以为只是大便硬结把肛门划伤了。又过了几个星期，吴叔在擦拭肛门的时候摸到了一个圆圆的小肉球，甚至还出了血，用手塞进去以后这个肉球又会自己滑出来。吴叔慌了，扔下手里的手机，穿好裤子就往医院赶。医生给吴叔做了检查以后，吴叔惊慌地问医生怎么治疗。医生对吴叔说，现在他的痔疮是Ⅳ度了，最好进行手术切除，如果不严重，只需要一般治疗就好了。但是由于拖得太久了，现在最好的治疗方法就是手术切除，可以防止感染或者出现更加严重的并发症，还能提高生活质量，让他上厕所没那么难受。吴叔听完懊悔不及，要是自己养成良好的如厕习惯，就不会有现在这个事情了。在做完手术以后，吴叔上厕所时再也不拿手机了，也不带书本，酒也少喝了，痔疮再也没有复发。

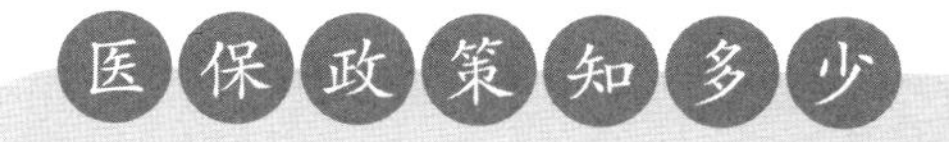

痔疮切除术是32种指定手术单病种的其中之一，是可以享受医保报销待遇的。在具备条件的本市社会保险定点医疗机构进行指定手术治疗所发生的门诊或住院医疗费用，由统筹基金按指定手术单病种待遇支付。痔疮切除术并没有起付标准，不设统筹基金起付标准，统筹基金按各险种人员住院医疗费的相应比例支付。也就是说，报销比例和住院待遇的标准是一样的。

8. 椎间盘突出

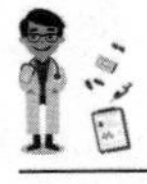

什么是椎间盘突出

椎间盘各组成部分发生不同程度的退行性病变后，在外界因素的作用下，椎间盘的纤维环被破裂，髓核组织从破裂之处突出，导致相邻脊神经根和脊髓等受到刺激或压迫，产生颈、肩、腰腿痛或麻木等一系列症状。

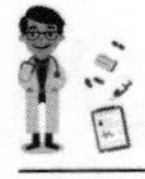

椎间盘突出的发病原因

椎间盘的退行性病变是椎间盘突出的根本原因，同时也有积累性损伤、妊娠、遗传等其他因素。最常见的情况就是已经发生了退行性病变的椎间盘（此时一般没有痛感），在突然外力的作用下（如弯腰持重物或突然扭腰等），纤维环出现了破裂，纤维环独自或与髓核、软骨终板一起向外突出，进而压迫脊神经根，引起腰腿部疼痛。

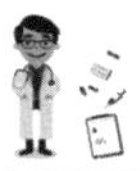

椎间盘突出的症状

椎间盘突出最主要的表现就是疼痛，以腰椎间盘突出为例：

（1）最先出现的疼痛是腰痛；其次为坐骨神经痛，具体表现为疼痛有规律性的走向和顺序，即从一侧下腰部向臀部、大腿后方、小腿外侧蔓延至足部。

（2）不同位置的椎间盘损伤，伴随着不同的脊神经压迫或损伤，出现不同的感觉、肌力、反射等的异常，需要专业的脊柱外科或神经内科医生进行评估。

腰椎间盘突出的病人大多有弯腰劳动或长期座位工作史，通常在半弯腰持重物或突然扭腰后出现。

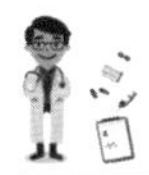

椎间盘突出的诊断和治疗

椎间盘突出首选的检查为影像学检查，包括：

（1）X 线检查、CT 检查：常用检查，可见腰椎的形态，但不可见脊髓，因此无法评估椎间盘突出程度以及对脊髓的压迫程度等。

（2）核磁共振成像（MRI）检查：可观察到髓核突出的程度及位置、对脊髓的压迫程度，以及可鉴别其他神经系统的疾病，亦可对手术方式进行指导。

如果发生了椎间盘突出，要及时就医。80% ~ 90% 的病人可以通过非手术疗法治愈，主要是针对初次发作病程较短、休息后症状得以明显缓解且影像学检查无严重突出的病人，可用卧床休息、牵引疗法、局部理疗及硬膜外类固醇注射等疗法。10% ~ 20% 的病人需经手术治疗，多采用微创手术治疗，具体手术方式有髓核化学溶解疗法、经皮穿刺腰椎间盘髓核切除术或切吸术、内镜腰椎间盘切除术、显微腰椎间盘切除术等，各种手术治疗效果的优良率为 80% ~ 89%。

吴叔教你看医生

吴叔今年 50 岁了，为了改善家庭的生活条件，起早贪黑在田地里劳作，经常弯腰干活使吴叔出现经常性腰痛，只要腰痛，吴叔就会口服芬必得以及外用膏药，这种疼痛也很快就被控制下来。两天前吴叔弯腰去搬肥料的时候，搬起来一瞬间突然觉得腰痛，甚至痛得无法活动，同时疼痛感也从臀部一直向下蔓延到足部，他以为跟往常一样，便口服了芬必得和贴了膏药，然后就上床休息了。然而第二天起床后却发现疼痛感没有缓解，甚至右脚还麻木了。吴叔觉得这次病得不简单，立刻到卫生院看医生，医生了解了吴叔腰痛的原因并听到腰痛向下蔓延以及右脚麻木这一特征性的表现后，觉得很可能是腰椎间盘突出，便要求吴叔立刻去镇里的医院找脊柱外科医生就诊。到了镇医院后，专科医生给吴叔拍片和进行了 MRI 检查，察看了腰椎间盘的突出程度以及脊髓的压迫程度，要求吴叔立即住院治疗。入院后吴叔积极配合治疗，在脊柱外科医生的帮助下，吴叔解决了腰痛这一困扰已久的难题。

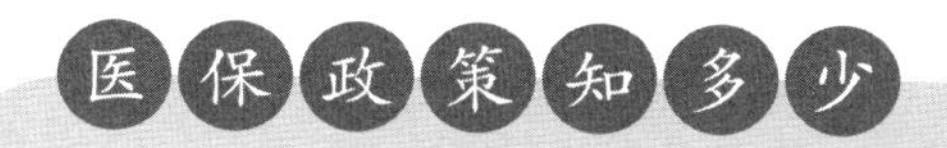

以腰椎间盘突出手术为例：

（1）单纯椎间盘摘除手术或椎间孔镜下椎间盘摘除手术，费用通常不超过 2 万元；

（2）内固定植骨融合手术，通常进行一节段手术费用约 5 万元，多一节段上涨 1 万元。目前医保政策已将腰椎间盘突出症的各种手术方案纳入医保范围。

以广州地区为例，单纯腰椎间盘突出症进行微创手术或小切口开窗减压手术，患者自付低于 1 万元。若为内固定手术，总费用 5 万元左右，患者需自付 1 万元以上。

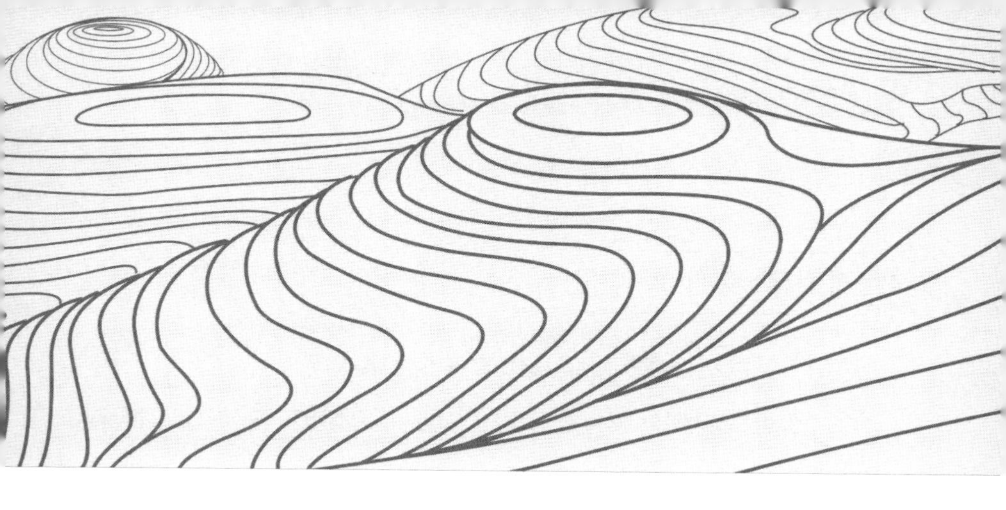

八　农村寻医问诊小知识

1. 健康体检

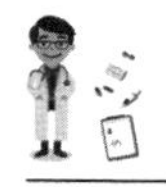

健康体检是我们身体健康的基本保障手段

健康体检是指所有应该做的基本的身体检查。随着生活水平的提高，国家对农村医疗卫生服务的大力支持，以及健康知识的传播，越来越多的农村群众也开始注重身体健康情况，而体检则是一个对我们身体健康非常有用的基本保障手段。

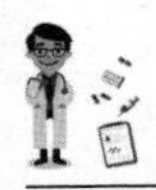

健康体检有什么作用

（1）可以帮助我们了解身体的基本健康状况。

（2）可以起到健康宣教作用，对生活习惯差或亚健康人群来说，要根据医师合理的建议改善自己的生活习惯，更好地促进身体健康。

（3）对一些特殊人群可以起到疾病预警作用，帮助及早发现有无疾病隐患，评估患病风险，预防疾病发生。

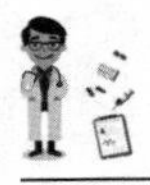

常见的健康体检有哪些项目

（1）一般形态：主要检查身高、体重、胸围差、腹围、臀围等，评估营养、形态发育等一般情况。

（2）内科：主要检查血压、心肺听诊、腹部触诊、神经反射等项目。

（3）外科：主要检查皮肤、淋巴结、脊柱四肢、肛门、疝气等。

（4）眼科：检查视力、辨色、眼底、裂隙灯，判断有无眼疾。

（5）耳鼻喉科：检查听力、耳疾及鼻咽部的疾病。

（6）口腔科：包括口腔疾患和牙齿的检查。

（7）妇科：已婚女性的检查项目，根据需要行宫颈刮片、分泌物涂片、超薄细胞学刷片（TCT）等检查。

（8）放射科：进行胸部透视，必要时加拍 X 光片。

（9）检验科：包括血尿便三大常规、血生化（包括肝功能、肾功能、血糖、血脂、蛋白等）、血清免疫、血流变、肿瘤标志物、激素、微量元素等检查。

（10）辅诊科：包括心电图、B 超（肝、胆、胰、脾、肾、前列腺、子宫、子宫附件、心脏、甲状腺、颈动脉）、TCD（经颅多普勒超声检查，判断脑血管的血流情况）、骨密度等检查。

除了以上基础的检查项目，当然也有一些有针对性的检查内容，即特殊体检项目，列表如下：

特殊体检项目及其目的

特殊体检项目	目的
颈椎正侧位	及早排除颈椎病
妇科常规（已婚）	用于鉴别妇科疾病
女性 B 超	了解女性内生殖器的情况
女性阴超	更深入地了解女性内生殖器的情况
脑彩超 TCD	了解脑血管的供血情况
心脏彩超	了解心脏有无器质性病变
骨密度	了解骨质疏松程度

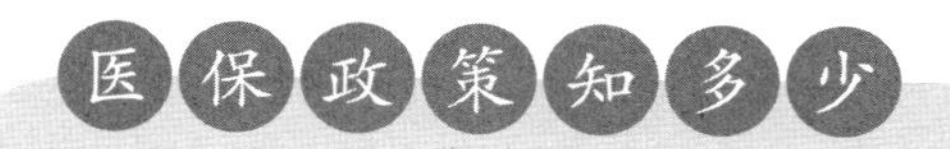

一般来说，城乡居民医保或农村新农合保险，常

规门诊体检是不能报销的。但如果购买了其他某些商业险，是有可能报销的。要结合实际情况分析。《中华人民共和国社会保险法》规定，应当由公共卫生负担的医疗费用是不纳入基本医疗保险基金支付范围的，体检属于公共卫生范畴，不可以用医保报销。

2. 常见检查：B 超、CT、PET-CT、MRI

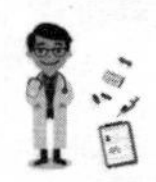

B 超检查有什么作用

人们在说话或唱歌的时候，我们听到的声音称为声波，它的频率在 50 ~ 10000 赫兹，超过 20000 赫兹以上的声波，人耳就不能听见，称为超声波，简称超声。利用超声成像对人体内器官进行检查时，可以连贯地、动态地观察脏器的运动和功能，也可以追踪病变，显示其立体变化，却不受其成像分层的限制。目前超声检查已被公认为胆道系统疾病首选的检查方法。B 超还可以通过监测实质性器官（肝、胰、脾、肾等）以外器官的血液流向，从而辨别其他器官如何受损和受损程度有多深。

目前除了过去常用的B超检查，还有彩超检查，多用于心脏、动静脉血管等的检查，三维及四维超声多用于产科对胎儿产前的立体观察，同时也可用于某些先天性疾病的诊断。

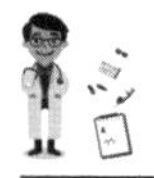

CT检查有什么作用

CT检查，即电子计算机断层扫描检查，是目前比较常见的一种疾病检查手段。通俗地讲，X线检查是把人“压缩”成一张纸来观察身体内脏器官等情况，而CT检查则是把人“切成”很多薄片，从断面观察身体器官有无病变，这样的检查无疑更加精确与清晰。很多人都有听说过CT检查，而且绝大多数人都知道CT检查是一种“射线”，对身体有一定损害，因此很多人在听到需要做CT的时候就直接拒绝，生怕对身体有什么伤害。但如果确有需要做CT检查，此时CT检查是利大于弊的，因为它能有效地鉴别某些疾病。CT检查虽有危害，但只要不是频繁、长时间接触到射线，它对人体的伤害其实是很小的。

CT是一种人眼看不见、人体也感觉不到的射线，有很强的穿透力，可以穿透人体或一般物体，甚至一些金属制品也能被透过。如果在短时间内频繁照射，就容易引起白细胞减少，从而出现疲劳乏力、晕眩呕吐等症状。特别是孕妇、新生儿和身体虚弱的患者，在照射后容易出现身体器官癌变等不良反应。虽然CT检查危害性较其他检查大，但它的实用性却非常广，特别是对于脑部、心脑血管、身体某些器官等都有不错的诊断效果，所以在需要检查的时候，患者不要因为CT检查对身体的伤害而抵抗，这样不仅不利于判断病情，也较难得到准确治疗。

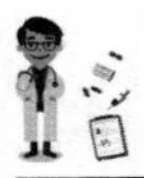

PET-CT检查有什么作用

CT检查可以清楚地获得病变的解剖结构信息，但是仅靠结构特点诊断疾病是有局限性的，有关功能性的信息，如肿瘤的良恶性、手术后肿瘤有无复发等，CT检查均难以作出准确的判断。CT检查不能准确地反映疾病的生理代谢状态，而PET-CT是将PET和CT整合在一台仪器上，组成一个完整的显像系统，这个系统被称作PET-CT系统。病人在检查时经过快速的全身扫描，可以同时获得CT解剖图像和PET功能代谢图像，两种图像优势互补，使医生在了解生物代谢信息的同时可以获得精准的解剖定位，从而对疾病作出全面、准确的判断。

PET利用正电子发射体的核素标记一些生理需要的化合物或代谢底物，我们称之为“显像剂”，注射入人体内后，通过仪器扫描获得体内化学影像。它以能显示脏器或组织的代谢活性及受体的功能与分布而受到临床广泛的重视，也被称为“活体生化显像”。可以说，PET的出现使得医学影像技术达到了一个崭新的水平，能够无创伤地、动态地、定量地评价活体组织或器官在生理状态下及疾病过程中细胞代谢活动的变化，获得分子水平的信息，这是目前其他任何检查所无法实现的。因此，PET逐步应用于临床，已成为肿瘤、冠心病和脑部疾病这三大威胁人类生命疾病的诊断和指导治疗的最有效手段。

PET-CT检查的价格相对昂贵，一次为8000元左右。

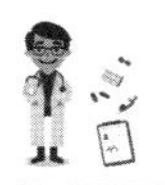

MRI检查有什么作用

核磁共振是一种医学影像技术。当人处于特殊的磁场中时，使用无线电射频脉冲激发人体内氢原子核，引起氢原子核共振并被体外的接收器收录，再经电脑处理获得图像，这就是核磁共振成像，即MRI。MRI对人的肝、胆、脾、肾、胰、肾上腺、子宫、卵巢、前列腺等器官有很好的诊断功能，尤其是对颅脑、脊髓病变更加精确。

与其他检查手段相比，核磁共振具有成像参数多、扫描速度快、组织分辨率高和图像更清晰等优点，可以帮助医生“看见”不易察觉的早期病变，是肿瘤、心脏病及脑血管疾病早期筛查的利器。MRI检查已成为一种常见的影像检查方式，它没有放射性，不会对人体健康有影响。

MRI检查需要注意以下方面：

有六类人群不适宜进行MRI检查，即安装心脏起搏器的人、有或疑有眼球内金属异物的人、动脉瘤银夹结扎术的人、体内有金属异物存留或金属假体的人、有生命危险的危重病人、幽闭恐惧症患者等。注意不能把监护仪器、抢救器材等带进MRI检查室。另外，怀孕不到三个月的孕妇，最好也不要做MRI检查。

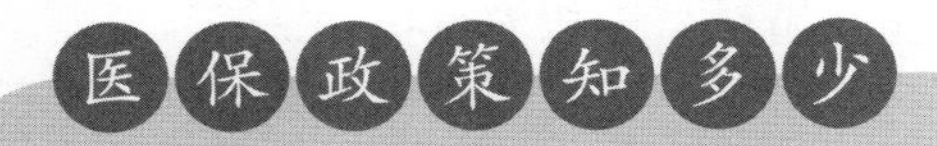

根据《广东省基本医疗保险诊疗目录范围》，CT、B超、PET-CT、MRI检查都属于基本医疗保险基金支付部分费用的诊疗项目，属检查项目的自付30%的费用，属治疗项目的自付20%的费用。

3. 肿瘤标记物检测

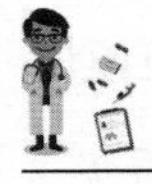

什么是肿瘤标记物检测

肿瘤标记物检测是与肿瘤相关的检测项目，通常使用肿瘤五项检查作为常规体检时肿瘤的筛查。肿瘤五项检查是一种血液化验检查，“肿瘤五项”是指五项肿瘤标记物，根据具体需要，这五项内容可以有不同的搭配。

肿瘤标记物作为血液检查中的一项，已经被很多人所熟知。但是拿到化验结果，化验单上的字母和一些难懂的医学词汇，往往让患者看着发蒙，即便是看明白了向上向下的箭头，却不知道其所代表的具体含义。

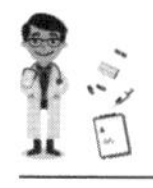

肿瘤标记物检测相关指标的诊断意义

（1）甲胎蛋白（AFP）：原发性肝癌早期诊断指标。

AFP 为肝细胞癌与生殖细胞癌的标记物，能够用于肝癌高危人群随访。AFP 是原发性肝细胞癌早期诊断的一个重要指标，能够在临床症状出现在6 ~ 12个月就给出检查结果。此外，AFP 偏高也可能是生殖细胞肿瘤。

（2）癌胚抗原（CEA）：广谱肿瘤标记物。

CEA 为广谱肿瘤标记物，在结直肠癌当中，CEA 升高与癌的分期有关，同时在乳腺癌、肺癌、胰腺癌及癌性胸水中都明显升高。CEA 可以用于恶性肿瘤术后疗效观察及其预后判断，也能够用于化疗患者的疗效观察。通常来讲，病情好转时血清 CEA 浓度降低，病情恶化时则升高。手术完全切除者在术后6周 CEA 一般恢复正常，无法切除者一般会持续升高。

（3）人绒毛膜促性腺激素（HCG）：生殖细胞肿瘤标记物。

除去正常和异常妊娠检查外，主要为胎盘滋养细胞、生殖细胞肿瘤和睾丸细胞恶性肿瘤的诊断及辅助诊断的标记物，主要应用于疗效判断和随访。在葡萄胎、绒癌及生殖系统的恶性肿瘤当中都能见到 HCG 升高，经手术或化疗后降低。因此，HCG 能够作为临床治疗的检测指标。除此之外，HCG 在胃癌、小肠癌、结肠癌、肝癌、支气管癌、乳腺癌和睾丸癌中都存在不同程度的升高。

（4）糖类抗原 19–9（CA199）：胰腺癌敏感标记物。

CA199 是胰腺癌敏感标记物，在肝胆系癌、胃癌、结肠癌、直肠癌中也会升高。同 CEA、AFP 联合检测对消化道肿瘤诊断、复发判定效果会更好。与此同时，CA199 在卵巢癌、淋巴癌、肺癌、乳腺癌中也有升高。

（5）糖类抗原 125（CA125）：卵巢癌敏感标记物。

CA125 是卵巢癌标记物，对卵巢癌（特别是浆液性腺癌）的诊断、疗效监测及其复发检测、随访具有很高的参考价值。卵巢癌患者血清中 CA125 浓度明显升高，已被认为是卵巢癌最为敏感的诊断性指标。术后化疗后 CA125 浓度会急速下降，但是复发时，在临床确诊前便会出现 CA125 增高。子宫内膜癌及其他妇科肿瘤也会出现 CA125 的升高，在乳腺癌、胰腺癌、胃癌、肺癌、结直肠癌中也具有一定的阳性率。

要注意的是，肿瘤标记物升高并不一定患有癌症，其筛查仅仅提供警示作用。肿瘤标记物升高也能用于非肿瘤性疾病检查，例如慢性肝炎、前列腺增生、子宫内膜异位以及服用了某些药物都有可能会干预检查结果。若一次检查结果某些指标检查轻度升高，无须过于紧张，可以到专科医院找医生进行分析，排除影响检查结果的因素，并在检测后的一两个月内进行复查。

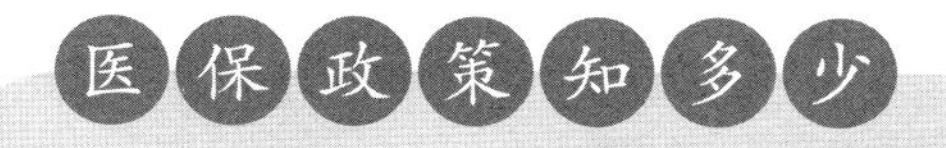

一般的检查项目都是自费，只有治疗可以报销，报销比例各地方有所不同。

4. 保健品与药品

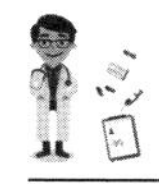

保健品不能直接用于治病

保健品是保健食品的通俗说法。《保健（功能）食品通用标准》将保健食品定义为："保健（功能）食品是食品的一个种类，简单地说它具有一般食品的共性，含有一定量的功效成分，能调节人体的机能，适用于特定人群食用，但不以治疗疾病为目的。"一般食品不具备特定功能，无特定的人群食用范围。不同于药品，

没有疗效 辅助治疗 治疗疾病

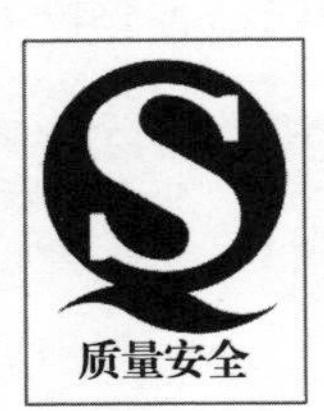

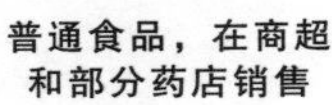

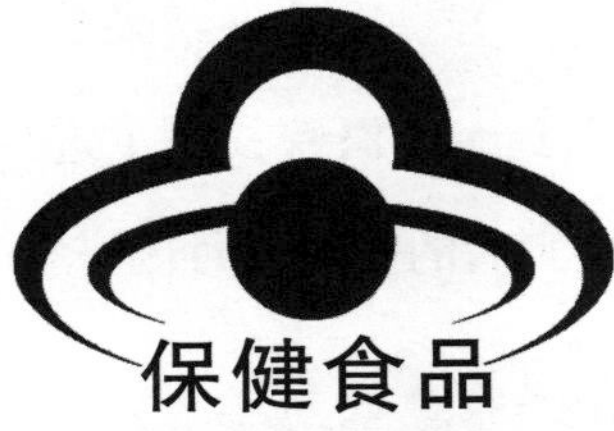

国食健字 G：XXXXXXX
国家食品药品监督管理局批准

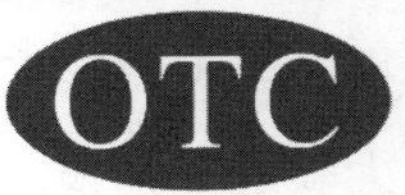

甲类（红）的可在医院、药店销售；

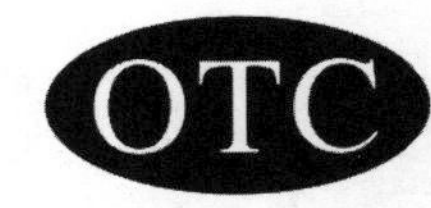

乙类（绿色）的是可以在医院、药店、超市、宾馆等地方销售。

保健食品不能直接用于治疗疾病，它仅仅是人体机理调节剂、营养补充剂。

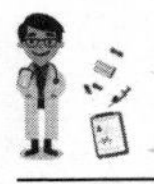

药品用于疾病治疗，保健品不能代替药品

虽然我国对药品广告有严格的监管制度，但不法广告无孔不入、防不胜防。尤其是在广大农村地区，许多保健品打着有治疗各种疾病的神效的幌子，“有病能治病，没病能强身”，欺骗群众购买。在有关的食药监部门发布的“公众十大用药误区”中，“保健食品当药品”位居首位。原因主要有：

（1）广大农村地区人口多，居民的科学知识相对较弱，且老年人及儿童较多，容易受骗。

（2）“是药三分毒”的错误观念依然盛行，许多农村朋友都觉得药品吃多了不仅不能治病，反而有害身体，保健品不是药，还能治病强身。

（3）许多不法分子抓住了农村地区人多，监管力度薄弱等空隙乘虚而入。保健品不是药品，没有临床治疗作用，不能代替药品。在广大农村，有些老年朋友容易盲目听信一些保健品商家所宣传的功效，甚至将保健品当药品来服用。

广大群众在购买保健食品时要保持理性，不要将保健品当做“救命稻草”，必须严遵医嘱、科学用药，擅自停药或用保健品控制病情，反而会贻误病情。

5. 动物抓咬伤

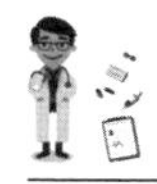

被猫狗抓咬伤后如何处理

哺乳动物被抓伤及咬伤后，处理不当最严重的后果是得狂犬病。狂犬病是由狂犬病毒所致的急性传染病，人畜共患，多见于犬、狼、猫等肉食动物，人多因被病兽咬伤而感染。临床表现为特有的恐水、怕风、咽肌痉挛、进行性瘫痪等。因恐水症状比较突出，故又名恐水症。家犬可以没有症状但携带病毒。目前对于狂犬病尚缺乏有效的治疗手段，人患狂犬病后的病死率接近

100%，患者一般于3 ~ 6日内死于呼吸或循环衰竭，尤其是在农村地区，动物咬伤抓伤后往往不能引起患者足够重视，最后造成严重后果，故应加强预防措施。

99%以上的人类狂犬病病例是由犬类感染和传播狂犬病毒而引起，极小部分是由野生动物（如狐狸、豺、狼、蝙蝠、浣熊、臭鼬和猫鼬）引起。但是不是所有的动物都能传播狂犬病毒，啮齿类动物和兔形目动物一般不参与狂犬病毒的流行和传播。所以，被仓鼠、老鼠、兔子咬伤或抓伤，无须接种狂犬病疫苗，但也要及时处理伤口。当被有病毒携带可能性的动物抓伤、咬伤时，一定要引起足够警觉，及时注射狂犬病疫苗。预防接种对防止发病有肯定价值，包括主动免疫和被动免疫。人一旦被动物咬伤，注射狂犬病疫苗至关重要，严重者还需注射狂犬病血清。

（1）主动免疫。①暴露后免疫接种。一般被咬伤者第1天（当天）、第4天、第8天、第15天、第29天各注射狂犬病疫苗1针，共5针。成人和儿童剂量相同。严重咬伤者（头、面、颈、手指等多部位咬伤者或咬伤舔触黏膜者），除按上述时间注射狂犬病疫苗外，应于第1天（当天）、第4天注射加倍量。②暴露前预防接种。对未被咬伤的健康者预防接种狂犬病疫苗，可在第1天（当天）、第8天、第29天注射3针，一年后加强一次，然后每隔1 ~ 3年再加强一次。

（2）被动免疫。创伤深广、严重或者创伤发生在头、面、颈、手等处，并且咬人动物属于有患狂犬病可能的动物种类，被咬伤者则应立即注射狂犬病血清，该血清含有高效价抗狂犬病免疫球蛋白，可直接中和狂犬病毒，注意应尽早使用，伤后即用，伤后一周后使用几乎无效。

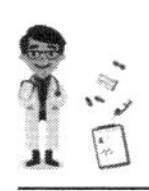

被蛇咬伤了怎么办

我国有170余种蛇类，其中有近50种为毒蛇，主要分布在南方省区，较常见的有蝮蛇、眼镜蛇、眼镜王蛇、金环蛇、银环蛇、五步蛇及竹叶青蛇等。毒蛇咬伤是我国南方农村、山区和沿海一带的常见病，以夏、秋季多见，多发生于凌晨或夜间。蛇毒主要含蛋白质、多肽类和多种酶，依成分不同分为神经毒、血液循环毒和混合毒三种，毒素不同其中毒表现也有差异。

被毒蛇咬伤后切忌惊慌，首先，要判断是否为毒蛇咬伤。这可通过蛇的牙痕进行判断，无毒蛇的牙痕多呈一排或两排，而毒蛇的牙痕则多呈两点（一对）或数点（2 ~ 3对）。如果判断是毒蛇咬伤，要记住咬伤蛇的外形特征，入院后方便医生诊断和救治。其次，不要剧烈活动，以免加速毒物的扩散，并在伤口上方2 ~ 3厘米处用绳带结扎，每15分钟左右放松1分钟，防止毒素流向全身。随后尽快到医院进行伤口切开、冲洗、吸毒和排毒等处理，尽早使用多价抗毒血清解毒治疗。

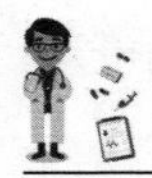

被虫咬伤如何处理

农村最常见的毒物咬伤为虫咬伤，因为不同昆虫所含毒液不一样，对人体损害的严重程度及表现也差异很大，轻的可能只出现红斑、丘疹或风团，伴有不同程度的瘙痒、烧灼及疼痛感，严重的可出现皮肤广泛损伤或坏死、关节痛等，甚至引起全身中毒症状，导致过敏性休克而死亡。全球每年因虫咬伤而直接或间接死亡的人数达数百万人，因此，被虫咬伤千万不能掉以轻心。

一旦发生虫咬伤，千万不可用力抓和用热水烫洗，可先用胶布反复多次粘去伤口及周围的毒毛，再及时用肥皂水冲洗中和毒素，有条件的可以局部外抹炉甘石洗剂。切不可使用刺激性较大的花露水、清凉油、姜、大蒜、牙膏等涂抹伤口及周围，以免加剧病情。被蚂蚁咬伤的皮肤会出现很小的红色小鼓包，有疼痛感，可用冰袋冷敷半小时，减轻疼痛感，然后涂上炉甘石洗剂，该洗剂有清毒、止痒的作用。被蜂群蜇伤时，可能出现如头晕、恶心、呕吐、过敏等症状，严重者可能休克、昏迷或死亡。被蜂蜇伤后可用大拇指的指甲或是质地较硬的卡片轻刮皮肤把刺去掉，再用肥皂或清水清洗伤口，全身症状较重者宜速到医院诊疗。对被蜂群蜇伤或伤口已有化脓迹象者宜加用抗生素。被蜘蛛咬伤会出现暗红色的印记，有肿块并伴有剧烈的疼痛感，一般只需在局部用肥皂水清洗，然后敷上冰袋即可。如果怀疑被毒蜘蛛咬了，就要立即去医院治疗。被蜈蚣咬伤后可能出现局部痛、痒，有的还会出现头痛、发热、晕眩、恶心、呕吐，甚至谵语、抽搐、昏迷等全身症状。被蜈蚣咬伤后应立即用弱碱性溶液洗涤伤口和冷敷，或用等量雄黄、枯矾研末以浓茶或烧酒调匀敷伤口，亦可用鱼腥草、蒲公英捣烂外敷，但有全身症状者宜速到医院治疗。

6. 抗生素的使用

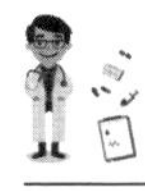

滥用抗生素是什么意思

普通感冒发烧多为病毒引起，一般都会在1 ~ 2周内自行好转，然而在我国，人们感冒发热之后首先想到的就是“打消炎针，吃消炎药”。这些消炎针、消炎药就是我们通常所说的抗生素。在国外抗生素的使用是相当严格的，而在中国，抗生素存在普遍滥用现象，在农村抗生素滥用问题尤为突出。

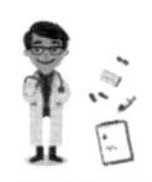

滥用抗生素对身体有什么危害

（1）毒副作用。抗生素有其相应的毒副作用，患者应严格遵照医嘱服药，切不可盼复心切，擅自加大抗菌药物（包括抗生素和人工合成的抗菌药）的药量，否则很可能损伤神经、肾脏、血液等。尤其是肝肾功能异常的患者，更要慎重。需要强调的是，一般来说，轻度上呼吸道感染选用口服抗生素即可，但很多人却选择了静脉输液，这无形中也增加了出现毒副作用的风险。

（2）过敏反应。多发生在具有过敏体质的人身上，其表现以过敏性休克最为严重。青霉素、链霉素都可能引发过敏，其中青霉素最常见也更为严重。过敏反应严重时可能致命。

（3）二重感染。当用抗菌药物抑制或杀死敏感的细菌后，有些不敏感的细菌或霉菌却继续生长繁殖，造成新的感染，这就是二重感染。这在长期滥用抗菌药物的病人中多见。因此治疗困难，病死率高。

（4）耐药。大量使用抗生素会提高致病菌抗药能力，简单说就是在绝大多数普通细菌被杀灭的同时，还有部分细菌没有被杀死，通过药物的“锻炼”，它们比之前的细菌更有生命力。很多患者有这种感觉，以前打针之后症状很快好转，后来打针效果逐渐下降，甚至无效了，这就是因为滥用抗生素导致细菌耐药。故抗生素使用一定要有严格的标准，要遵医嘱使用，不可随意服用。目前国家对抗生素管理越来越严格，对抗生素的滥用起到了一定的遏制作用。

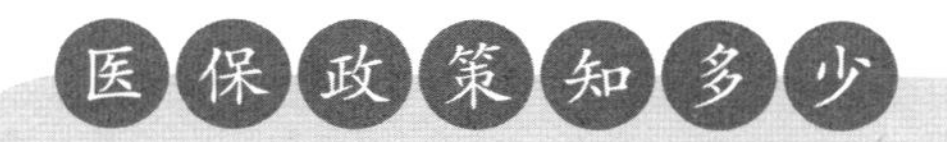

抗生素药物需要在严格管理下使用，部分抗生素属于甲、乙类药物可以报销，甲类可以全额纳入报销范围，乙类需要自付一定比例后再报销，报销比例各地有所不同。

7. 常见的不能混吃的药物

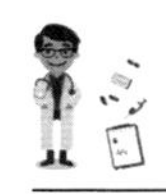

有些药物不能混在一起吃

在吃药这个问题上，往往会有两种极端出现，一种是患者觉得吃的药越多，效果就越好；另一种是觉得吃药有害身体，不愿意多吃药。其实针对人体疾病的情况不同，用药也是不同的，有的药物几种一起能够达到最好疗效。但是有的药物却不能混吃，有的药物混吃会降低药效，甚至增加不良反应发生的可能，导致出现严重的后果。

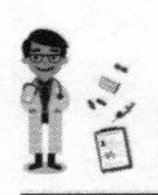

生活中常见的不能混吃的药物

（1）磺胺类药物和维生素 C 不能一起吃：磺胺类药物的种类比较多，包括常见的双嘧啶（SD）、百炎净等，如果与维生素 C 一起吃，可能导致在酸性尿中有结晶，形成尿结石。

（2）阿司匹林和消炎痛（即吲哚美辛）不能一起用：阿司匹林与消炎痛虽然都属于抗风湿、退热止痛的药，但它们一起用不仅不能增加效果，还可能对胃肠道产生副作用，增加胃出血、胃穿孔的可能性。

（3）磺胺类药物与酵母片不能一起用：如果将这两种药一起用，就等于是给细菌提供了很多的养分，这样也会抵消磺胺类药物的药效。除此之外，磺胺类药物也不能与乌洛托品、普鲁卡因一起用。

（4）贝母枇杷糖浆、香连片、活络丹不能与咖啡因、氨茶碱、阿托品等一起用：如果把它们混合在一起用可能会导致药物中毒。

（5）利福平、异烟肼和安眠药不能一起用：这几种药物一起用可能会导致严重的毒性反应，还可能导致药物性肝炎，严重的甚至还可能导致肝细胞坏死。

8. 爱国卫生运动

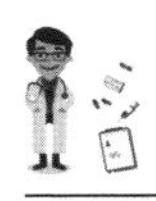

什么是爱国卫生运动

中国共产党在领导人民革命、建设与改革开放实践中，十分重视开展群众的卫生运动，以预防和减少疾病，保护人民健康。爱国卫生运动是我国卫生工作的伟大创举，反映了我国卫生工作的鲜明特色。

除“四害”、讲卫生，提高健康水平，推动我国社会主义精神文明、物质文明建设发展，实质上是学科学、用科学的过程，可加快中国特色社会主义建设事业的发展。随着人们文化、卫生素质的提高与文明卫生习惯的养成，对社会主义四化建设必将起到巨大推动作用，为把我国建设成为一个文明、卫生、健康、幸福的现代化国家作出更大的贡献。

爱国卫生运动是关系全体人民卫生健康的大事，需要社会人人关心，在加强精神文明和物质文明的大卫生观念的指导下，坚持统一领导，统筹协调，自上而下，加强管理，促进并加快爱国卫生运动向更高、更深层次发展。

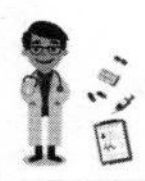

爱国卫生运动有什么重要意义

爱国卫生运动虽然是在我国经济文化比较落后的时候产生的，但却和现代的医疗卫生理念不谋而合。这是一笔宝贵的历史遗产，值得珍惜和发扬光大。经过70多年的发展，中国社会已经发生了显著变化，爱国卫生运动的形式也在不断变化。但其中最根本的理念——预防为主、全民共建、全民共享，是应当继续坚持和发扬的。

爱国卫生运动的意义是超越医疗卫生领域的。爱国卫生运动体现的“全民共建、全民共享”理念，正是建设和谐社会、全体人民分享改革成果的理念。在中华人民共和国成立的头30年里，爱国卫生运动是依托于高度组织的城市社区和农村人民公社开展的。爱国卫生运动实施的过程，不仅是改善卫生、强健身体的过程，同时还是加强社会交往，促进人与人和谐相处、人与自然和谐相处的过程。城市的卫生员和农村的赤脚医生，他们走家串户，是具有中国特色的家庭医生。医生和潜在的患者形成了长期合作的契约关系，有利于彼此信任，这对于改善今天的医患关系，是有借鉴意义的。和谐社会的基础是和谐社区，公共卫生运动是社区和谐的一个重要途径。

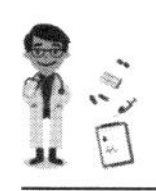

爱国卫生运动的核心任务和基本要求

爱国卫生运动的核心是：组织动员群众自觉行动起来，运用医学、自然、社会科学知识同不卫生的环境、不卫生的行为作斗争，创造出整洁、清新、舒适、健康的生活环境，培养文明进步的民族精神，提高全民族的健康水平。

爱国卫生运动的基本要求是：一要坚持为精神文明建设服务，为人民群众服务的方向；二要坚持把除害灭病作为爱国卫生工作的中心任务；三要坚持政府组织、地方负责、群众动手、部门协调、科学治理、社会监督、分类指导的工作方针；四要坚持以健康教育为先导，以卫生基础设施建设为重点，以检查督促为机制，以强化长效管理为手段的主要措施；五要坚持量力而行、因地制宜、突出重点、综合治理的原则。

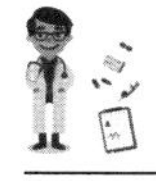

如何做好新时期爱国卫生运动

2022年是开展爱国卫生运动70周年。爱国卫生运动不是指简单地清扫卫生，而应该是指从人居环境、饮食习惯、社会心理健康、公共卫生设施等多个方面开展工作，提倡文明健康、绿色环保的生活方式。

（1）深刻认识新时期爱国卫生工作的重要意义。在健康影响因素日益复杂、城市卫生管理面临严峻挑战、群众健康素质有待提升、爱国卫生运动方式有待改进的背景下，做好新时期的爱国卫生运动，是坚持以人为本、解决当前影响人民群众健康突出问题的有效途径，是改善环境、加强生态文明建设的重要内容，是建设健康中国、全面建成小康社会的必然要求。

（2）明确新时期爱国卫生工作的指导思想和总体目标。坚持政府领导、部门协作、群众动手、社会参与、依法治理、科学指导，全面推进改革创新，充分发挥群众运动的优势，着力治理影响群众健康的危害因素，不断改善城乡环境，维护人民群众健康权益，为经济社会协调发展提供有力保障。

（3）努力创造促进健康的良好环境。深入开展城乡环境卫生整洁行动，切实保障饮用水安全，加快农村改厕步伐，科学预防控制病媒生物。

（4）全面提高群众文明卫生素质。加强健康教育和健康促进，加大新闻媒体开展卫生防病知识公益宣传力度，创新健康教育的方式和载体。

后 记

某天午后收到广东人民出版社编辑的通知，我们编写的《农民卫生保健百事通》即将出版。本书的面世是对我们写作团队编写工作的肯定和鼓励，也是对我们持续关注基层卫生与保健科普工作的一种认可和回报。

从1999年编写《农村卫生保健百问百答》开始，我就一直关注、收集和撰写卫生保健这方面的案例、文章和书籍。2001年，这本书出版后成为了当年华南地区的医学类科普畅销书之一，曾经历5次印刷，还被翻译成少数民族文字出版，这让我备受鼓舞。2019年，时隔20年，我又受邀参加由何丞主编牵头编写的“新时代乡村振兴百问百答丛书”中的《乡村卫生与保健百问百答》一书。彼时，大家认为加强新时代农村地区卫生保健知识科普宣传、正确认识疾病的防与治和纠正一些人对健康生活、预防疾病的误区是非常必要和急需的。我和青年医生谭博一道，通过学习研究、收集整理和组织编写，细述了政府对乡村卫生与健康的政策，普及了有关卫生健康的常识，解答了困惑。该书出版后也受到了广大农民朋友、乡村一线基层卫生与健康工作者的关注和喜爱。与此同时，还获得了相关荣誉。2021年，该书被评为2020年广州科普创新奖科普成果二等奖和2021年广州地区优秀科普图书作品。

在过去的三年里，我们进行了异常艰难的抗击新冠病毒的工作，在解读宣传防控政策、普及疫情防控知识、落实个人防护责任等方面，农村基层组织也充分利用生活中常见的宣传工具，比如使用微信、短视频、大喇叭、横幅、小册子等来向广大农民朋友传播有关知识。由此，我们感受到科普教育的时代性、时效性和变化性，也突显了科普需要与时俱进的重要性。

没有全民健康，就没有全面小康。习近平总书记在党的二十大报告中指出，全面建设社会主义现代化国家，最艰巨最繁重的任务仍然在农村。我们对农民朋友们长达20余年的卫生与保健科普教育和科普宣传，初心是希望农民朋友们在面对疾病和遇到卫生保健问题时不被愚弄，能掌握基本的医疗常识，求医有道。我们也相信我们的执着和深耕能得到广大农民朋友们喜欢、认可，使他们受益。

笔落书成，要感谢的人有很多。感谢广医三院郑兴医生为本书的编写做了大量的工作；感谢我们的编写团队边学习、边调研、边撰写、边创新；特别感谢黄达德教授在百忙之中关心、关注我们的编写工作，为本书作序。我作为本书的主编，写下以上文字，是为后记。

吴兆红

2023年2月